胃与肠

——需要掌握的罕见大肠良性疾病

（日）《胃与肠》编委会　编著

《胃与肠》翻译委员会　译

U0388489

辽宁科学技术出版社

·沈阳·

Authorized translation from the Japanese Journal, entitled

胃と腸　第52巻 第6号

ISSN: 0536-2180

編集：「胃と腸」編集委員会

協力：早期胃癌研究会

Published by Igaku-Shoin LTD., Tokyo Copyright © 2017

Simplified Chinese Characters published by Liaoning Science and Technology Publishing House, Copyright © 2021

图书在版编目（CIP）数据

胃与肠 . 需要掌握的罕见大肠良性疾病 /（日）《胃与肠》编委会编著；《胃与肠》翻译委员会译 . —沈阳：辽宁科学技术出版社，2021.1

ISBN 978-7-5591-1356-6

Ⅰ . ①胃… 　Ⅱ . ①胃… 　②胃… 　Ⅲ . ①大肠—肠疾病—诊疗 　Ⅳ . ① R574.6

中国版本图书馆 CIP 数据核字（2019）第 245688 号

出版发行：辽宁科学技术出版社

（地址：沈阳市和平区十一纬路25号　邮编：110003）

印 刷 者：辽宁新华印务有限公司

经 销 者：各地新华书店

幅面尺寸：182 mm×257 mm

印　　张：5.75

字　　数：150千字

出版时间：2021年1月第1版

印刷时间：2021年1月第1次印刷

责任编辑：唐丽萍　丁　一

封面设计：袁　舒

版式设计：袁　舒

责任校对：尹　昭　王春茹

书　　号：ISBN 978-7-5591-1356-6

定　　价：80.00元

编辑电话：024-23284363　13386835051

E-mail: 1601145900@qq.com

邮购热线：024-23284502

http://www.lnkj.com.cn

《胃与肠》编委会 (按五十音图排序)

目　录

需要掌握的罕见大肠良性疾病

齐藤 裕辅[1]

[1] 市立旭川病院消化器病センター　〒070–8610旭川市金星町1丁目1–65
E–mail：y_saito@city.asahikawa.hokkaido.jp

关键词　大肠良性疾病　罕见大肠良性疾病
大肠肿瘤样病变　大肠炎性疾病

　　大肠的良性疾病包括肿瘤性（样）疾病、广义的炎症性疾病（感染性、药物性、血管性、遗传性和特发性等）及功能性疾病等多种疾病（**表1**）[1]。因为仅良性疾病就如此多样化，想要记住所有的疾病就太困难了。

　　与胃不同，因大肠的背景黏膜单一，因此一般常遇到的良性疾病的诊断比较容易。但另一方面，除了前述的疾病多样化以外，还包括大肠良性疾病诊断困难的因素，如直肠黏膜脱垂综合征、胶原性结肠炎、肠道螺旋体感染、特发性肠系膜静脉硬

表1　**大肠的良性疾病**

1. 先天异常、解剖学异常 　　肠重复畸形	7) 肠系膜静脉硬化症 8) 肠系膜脂肪组织炎	b. 嗜酸细胞性多发血管 　　　　炎性肉芽肿	a. 血管瘤 　　b. 淋巴管瘤
2. 功能异常 　　节段性下神经节细胞增多症	9) 缺血性大肠炎 10) 憩室炎、憩室出血	c. 多发血管炎性肉芽肿 　　d. 结节性多发动脉炎	c. 化脓性肉芽肿 2) 脂肪瘤
3. 炎症（感染性） 　　1) 感染性肠炎	11) 盲肠周围炎 12) 阑尾周围脓肿	6) 直肠 Dieulafoy 溃疡 6. 伴全身疾病的大肠病变	3) 炎症性纤维样息肉 4) GIST
2) 阿米巴痢疾	13) Crohn 病	1) 淀粉样变性	5) 神经系统肿瘤
3) 巨细胞病毒性肠炎	14) 溃疡性大肠炎	2) 全身性红斑狼疮	a. 神经元性肿瘤
4) 放线菌病	15) Behcet 病（白塞氏 病）、单纯性溃疡	3) HIV 感染症 /AIDS	b. 颗粒细胞瘤
5) 衣原体性直肠炎	16) 嗜酸细胞性肠炎	4) 移植物抗宿主病（GVHD）	6) 阑尾黏液囊肿
6) 多洛雷斯颚口线虫病	17) 放射性肠炎	7. 其他大肠病变	7) 直肠良性淋巴滤泡性 息肉
7) 肠结核	18) 淋巴滤泡性直肠炎	1) 软化斑	8) Peutz–Jeghers 综合征
4. 炎症（非感染性） 　　1) NSAID 引发的大肠疾病	19) 急性出血性直肠溃疡	2) 肠道气囊肿病	9) 幼年性息肉
2) 药物引发的出血性大肠炎	5. 脉管性病变	3) 肠道子宫内膜异位症	10) 过度增生性息肉
3) 假膜性肠炎	1) 血管扩张病	8.（上皮性）肿瘤样病变	11) Cronkhite–Canada 综合征
4) 帽状息肉	2) 蓝色橡皮疱痣综合征	1)（上皮性）肿瘤样病变	12) 神经纤维瘤病
5) 直肠黏膜脱垂综合征	3) 动静脉畸形	2) 幼年性息肉	13) Cowden 病
6) 胶原性结肠炎、淋巴细胞 性结肠炎	4) 门脉高压性肠病	3) Peutz–Jeghers 型息肉	10. 肛门部病变
	5) 血管炎	4) CMSEP	1) 肛管尖锐湿疣
	a. IgA 血管炎	9. 非上皮性肿瘤、肿瘤样病变	2) Crohn 病合并肛门部病变
		1) 脉管性肿瘤	

蓝色字体部分为大肠良性疾病

NSAID: nonsteroidal anti–inflammatory drug, 非甾体抗炎药；HIV: human immunodeficiency virus, 艾滋病病毒；AIDS: acquired immune deficiency syndrome, 艾滋病；GVHD: graft–versus–host disease, 移植物抗宿主病；CMSEP: colonic muco–submucosal elongated polyp, 结肠黏膜 – 黏膜下拉长型息肉；GIST: gastrointestinal stromal tumor, 胃肠道间质瘤

化症等，加之随着时代的变迁新的疾病也逐渐被发现，建立了新的疾病概念。

这些病变即便呈现典型所见，如果不掌握其相关知识的话诊断也是困难的[2]。早期病变（Crohn病的疮疹或溃疡性大肠炎的滤泡性直肠炎等）或者感染（溃疡性大肠炎伴随巨细胞病毒感染的挖掘样溃疡等）合并缺血性改变（溃疡性大肠炎的纵向溃疡），术后肠道（Crohn病的吻合部发生的环状溃疡等），内科治疗后出现的非特定型改变等，因加上很多额外因素，导致即便是呈现典型改变的大肠良性疾病，诊断也更加困难[3]。加上也存在着疾病定义尚未确立的原因不明的良性疾病[2]，使得大肠疾病的诊断就更加复杂了。更何况"罕见的"大肠良性疾病的诊断，估计很多人想中途放弃，或者持拒绝的态度。

在本书中，登载了消化科医生想了解的较罕见的大肠良性疾病，选取了图像上有特征性改变，且一旦了解的话，就会比较容易诊断的疾病。本书针对疾病的概念、图像所见的形态学特点等进行了说明。另外，针对 EUS、灌肠 X 线造影、CT 等对诊断有价值的所见进行了概述。进一步，列举了鉴别诊断，也解说了与其他疾病区分的临床图像和检查图像。

针对登载的病例如果想进一步研究或引起某种兴趣的话，可以参照《胃与肠》关于大肠良性疾病的其他主题特辑（2000—2017 年）（**表2**）。

本书登载了比较罕见且具有特征性的图像改变的疾病，可以说是大肠良性疾病诊断的图谱。阅读本书的内容后，对今后的日常诊疗会有帮助。当遇到诊断困难且不明确的大肠疾病时，可以再重新阅读本书内容，另外也期待着通过阅读本篇**表2**中所列的主题名内容而增加对疾病的正确诊断。

参考文献

[1] 八尾恒良（監），「胃と腸」編集委員会（編）. 胃と腸アトラスII 下部消化管第2版. 医学書院, pp 505-703, 2014
[2] 清水誠治, 富岡秀夫, 石田英和, 他. 診断困難な炎症性腸疾患の特徴. 胃と腸 50:867-876, 2015
[3] 渡辺英伸, 味岡洋一, 太田玉紀, 他. 炎症性腸疾患の病理学的鑑別診断—大腸病変を中心に. 胃と腸 25:659-682, 1990

主题 | 需要掌握的罕见大肠良性疾病

罕见大肠良性肿瘤、肿瘤样病变的 X 线及内镜诊断

——从临床的角度出发

小林 广幸[1]

藏原 晃一[2]

渊上 忠彦

石桥 英树[3]

远藤 伸悟[1]

冬野 雄太

秋吉 大辅

大石 笃美

摘要●针对大肠的罕见良性肿瘤、肿瘤样病变，对其诊断（包含鉴别诊断）有价值的临床特点（症状、大小、好发部位等）及图像所见进行介绍。而且，虽然它们比较少见，但是也要了解有的疾病会存在非典型形态改变或者发生在异常部位的情况。另外，这些疾病多数本质上是良性的，但少数仍有潜在恶变的可能。

关键词 大肠 良性肿瘤 良性肿瘤样病变 罕见疾病 影像诊断

[1] 福冈山王病院消化器内科 〒814-0001 福冈市早良区百道浜 3 丁目6-45
E-mail : hikobaya@kouhoukai.or.jp
[2] 松山赤十字病院胃肠センター
[3] 福冈大学医学部消化器内科

前言

在每天的临床工作中，消化科医生所见的大肠病变极大多数为腺瘤和增生性息肉。除此之外，也可见肿瘤性（样）疾病、炎症性疾病（感染性、药物性、血管性、特发性）和功能性疾病等。对于常见病的诊断比较容易，但是对于已知的罕见病，即便呈现典型改变，也会因首次面对且不了解其特征而无法做出诊断。另外，常见病的非典型表现也会导致诊断困难。本文，针对罕见的大肠良性肿瘤、肿瘤样病变（以下，两者统一为良性疾病），对有诊断价值图像特点的疾病，以包含鉴别诊断在内的 X 线及内镜诊断为主进行概述。对比较少见的非典型性形态所见、异常发生部位的情况，介绍一些应该事先了解的特征所见。此外，由于版面的限制，为了登载各种疾病的治疗和组织病理图像，因此对于疾病的讲解便尽量控制在最小范围。

大肠良性疾病的概述

大肠良性疾病从大体形态来说可分为两类，分别为与最常见的腺瘤、增生性息肉类似的呈现上皮肿瘤（样）形态的疾病群，和以脂肪瘤为代表的呈现黏膜下肿瘤（样）形态的疾病群。另外，一般大肠良性疾病多以单发，也存在以多发病变为特点的疾病群。基于前述的形态学观点，**表 1**[1] 是已发表的大肠罕见良性疾病的好发部位、内镜特点、有价值的影像学检查等的临床图像一览表。由于关于疾病的发病率没有明确指标，依据笔者的经验（主观）判断，从罕见度上可划分为，稀有、罕见、极为罕见 3 种。另外，**表 1** 肿瘤样病变中包含与炎症性疾病区分不清的病变，如化脓性肉芽肿（pyogenicgranuloma, PG），炎症性肌纤维母细胞瘤（in - flammatory myofibroblastic tumor, IMT）等。

虽说这些疾病本质上或许是良性疾病，像以

表1 大肠罕见良性肿瘤、肿瘤样病变

疾病名	发生率	好发部位					大小(mm)		
		盲肠、升结肠	横结肠	降结肠	乙状结肠	直肠	<10	10~30	>30
呈现上皮性肿瘤（样）形态的疾病									
JP	稀有			△	◎	◎	○	◎	△
IMP	稀有		○		◎	○	△	◎	△
PJP	稀有	△		△	○		△	◎	△
IFP	罕见	◎	○		△		△	○	○
PG	罕见		△	△	○		◎	○	△
IMT	极为罕见	◎				△			◎
CMSEP	罕见		△		○	○	△	○	○
HIP	罕见			△	○	△		○	△
内翻性 SSA/P	罕见				○		△	◎	
肛管尖锐湿疣	罕见					肛管		◎	○
呈现黏膜下肿瘤（样）形态的疾病									
脂肪瘤	稀有	◎	○	△	△	△	△	◎	○
淋巴管瘤	稀有	◎	◎	○	△	△	△	◎	△
血管瘤	罕见	△	△	△	◎	◎	○	◎	△
良性淋巴滤泡性息肉	罕见				◎	◎	◎	○	△
肛门腺囊肿	罕见					肛管	○	△	
阑尾黏液性囊腺瘤	罕见	阑尾（开口部）						○	◎
肠道子宫内膜异位症	稀有	△			◎	◎		△	◎
GIST	极为罕见			△	△	◎		△	◎
平滑肌瘤	罕见		△	△	△	◎	◎	○	
神经鞘瘤	极为罕见		△		○	○			◎
颗粒细胞瘤	极为罕见	◎	△				◎	△	
神经纤维瘤	极为罕见	○				△	△	△	○
神经节细胞瘤	极为罕见	△	△	△	△		○	○	△
神经束膜瘤	极为罕见				○	△	○	△	
Glomus 瘤（血管球瘤）	极为罕见			△	△		△	△	
呈现多发病变（息肉病等）的疾病									
Peutz-Jeghers 综合征	相当罕见	○	○	○	○	○	△	◎	△
幼年性息肉病	极为罕见	△	△	△	△	◎	○	◎	△
Cowden 病	相当罕见	△	△	△	◎	◎	◎	△	
结节性硬化病	相当罕见				◎		◎		
Cronkhite-Canada 综合征	相当罕见	◎	◎	◎	◎	◎	◎	◎	△
锯齿状息肉综合征	相当罕见	△	△	△	◎	◎	◎	◎	△
蓝色橡皮疱痣综合征	相当罕见	○	○	○	◎	◎	◎	◎	○

JP: juvernile polyp, 幼年性息肉；IMP: inflammatory myoglandular polyp, 炎性肌腺息肉；PJP: Peutz-Jeghers polyp, Peutz - Jeghers 型息肉；IFP: inflammatory ifbroid polyp, 炎性纤维息肉；PG: pyogenic granuloma, 化脓性肉芽肿；IMT: inflammatory myofibroblastic tumor, 炎性肌纤维母细胞瘤；CMSEP: colonic muco-submucosal elongated polyp, 结肠黏膜 - 黏膜下拉长型息肉；HIP: hamartomatous inverted polyp, 错构瘤性息肉；SSA/P: sessile serrated adenoma/polyp, 广基锯齿状腺瘤 / 息肉；GIST: gastrointestinal stromal tumor, 胃肠道间质瘤

内镜图像			硬度	对诊断有价值的其他图像诊断
形态	颜色	表面形状		
有蒂>亚蒂	发红	糜烂、白苔		放大内镜：与Ⅰ型、Ⅱ型类似的 pit
有蒂>亚蒂	发红	糜烂、白苔		放大内镜：与Ⅰ型、Ⅱ型类似的 pit
有蒂>亚蒂	褪色~发红	分叶~八个头状		放大内镜：腺瘤样（ⅢL、Ⅳ型）和过度增生样（Ⅱ型）pit 混合存在
（亚）有蒂>广基性	发红	糜烂、白苔（阴茎龟头样）		放大内镜：边缘呈鱼鳞状的黏膜形态
（亚）有蒂>广基性	发红 ~暗红色	糜烂、白苔		NBI 放大内镜：肉芽肿样微细血管增生
结节状	发红	糜烂、白苔		
有蒂（毛笔样）	同色	正常黏膜（脑回样）		
有蒂>亚蒂	发红	正常黏膜（顶部凹陷）		
表面凹陷型	褐色~同色	中心凹陷，黏液潴留		NBI 放大内镜：蕨叶样~开放Ⅱ型 pit
广基性	白色~褪色	乳头状、鸡冠状、绒毛状		NBI 放大内镜：点状、线圈状 IPCL（TypeB1、B2）样血管
（亚）有蒂>平坦，半球	黄色>发红，同色	平滑（正常黏膜），大病变有糜烂、溃疡	软	小病变用 EUS，大病变用 CT、MRI
半球>（亚）有蒂	淡蓝色~苍白色	平滑，分叶（正常黏膜）	软	小病变用 EUS，大病变用 CT、MRI
广基性>（亚）有蒂	暗蓝色（部分白色）>红色	分叶，结节状>（亚）蒂	软	小病变用 EUS，大病变用 CT、MRI
广基性，半球状	同色~褐色	平滑，分叶（正常黏膜），血管扩张，糜烂	硬	EUS
半球状	同色~褐色	平滑（正常黏膜）	软	EUS
半球状	同色，发红	平滑（正常黏膜），糜烂，顶部凹陷（Volcano sign）	软	CT、MRI>EUS、灌肠 X 线
广基性~半球状	发红>同色	平滑，凹凸不平，糜烂	硬	EUS、CT（colonography）、MRI
广基性~半球状	同色，发红	平滑，分叶（正常黏膜），大病变糜烂、溃疡	硬	小病变用 EUS，大病变用 CT、MRI
（亚）有蒂性、半球状	同色	平滑，分叶（正常黏膜），大病变糜烂、溃疡	硬	小病变用 EUS，大病变用 CT、MRI
半球状~亚蒂	同色	平滑，分叶（正常黏膜），大病变糜烂、溃疡	硬	EUS
半球状>亚蒂	同色~黄白色	平滑（正常黏膜）≥大臼齿样	硬	EUS
平坦>亚蒂	同色~发红	平滑，大病变糜烂、溃疡	硬	EUS
平坦，半球状>（亚）有蒂	同色>发红	平滑	硬	EUS
平坦~无蒂	同色	平滑	硬	EUS
半球状，结节状	同色	平滑（顶部有小凹陷）	硬	EUS
有蒂>亚蒂	褐色~发红	分叶~8 个头状		放大内镜：腺瘤样（ⅢL 型、Ⅳ型）和过度增生样（Ⅱ型）pit 混合存在
有蒂>亚蒂	发红	分叶~8 个头状		放大内镜：与Ⅰ型、Ⅱ型类似的 pit
无蒂~亚蒂	白色~同色	平滑		
无蒂~亚蒂	白色~同色	平滑		
广基性、半球状、亚蒂性（边界不清）	发红	平滑，分叶、糜烂（边界不清）		
扁平	白色	平坦，黏液附着		
无蒂~亚蒂	紫色~蓝紫色	平滑		EUS

NBI: narrow band imaging，窄带成像；IPCL: intra-epithelial papillary capillary loop，上皮内乳头状毛细血管襻；EUS: endoscopic ultrasonography，内镜超声检查

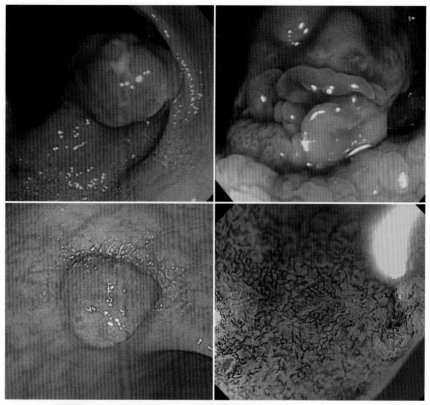

a	b
c	d

图1 呈现上皮性肿瘤（样）形态疾病的内镜图像
a,b IFP（**a**: 普通内镜图像，**b**: 色素喷洒内镜图像）。
c,d PG（**c**: 普通内镜图像，**d**: NBI 放大内镜图像）。

腺瘤为代表的疾病一样存在发生频率的差异，虽然很少见，但大部分疾病也存在恶变的潜在可能。

呈现上皮性肿瘤(样)形态的疾病

属于临床上需要与最常见的腺瘤或早期大肠癌进行鉴别的良性疾病。

1. 主要与隆起型腺瘤（早期癌）鉴别的疾病

呈现为亚蒂或者有蒂性的上皮肿瘤（样）病变，如幼年性息肉（juvenile polyp，JP）、炎性肌腺息肉（inflammatory myoglandular polyp，IMP）、Peutz - Jeghers 型息肉（Peutz - Jeghers polyp，PJP）、炎性纤维息肉（inflammatory fibroid polyp，IFP）、PG、IMT 等，常为 10 ~ 30mm 大小。

其中，IFP 好发于消化道的胃和小肠，大肠相对罕见[2]。在大肠中好发于右半结肠，特别是盲肠。常以腹痛、下消化道出血发病，表面多伴随糜烂、溃疡（白苔）[3]，特别是有时呈现阴茎龟头样外观（**图1a，b**）[4]。

PG 也多以血便、贫血为契机被发现，好发部位为左半结肠，特别是乙状结肠，颜色以红色~暗红色居多（**图1c**）[5]。本病也被称为分叶状毛细血管瘤（lobular capillary hemangioma），被认为是一种毛细血管性血管瘤[6]。窄带成像（narrow band imaging，NBI）放大内镜观察可见表面肉芽肿样不规则走行的扩张血管（**图1d**）[7]。

IMT 是以肌纤维母细胞增殖为主的病变，以前也被称为炎性假瘤、浆细胞肉芽肿，考虑为炎症性假瘤，但现在被认为是肿瘤性病变[8]。IMT 几乎累及全身脏器，但原发在消化道的 IMT，常好发于包括盲肠在内的右半结肠，肉眼多呈伴有表面发红和溃疡（白苔）的结节样改变（**图2**）[9]。而且，本病

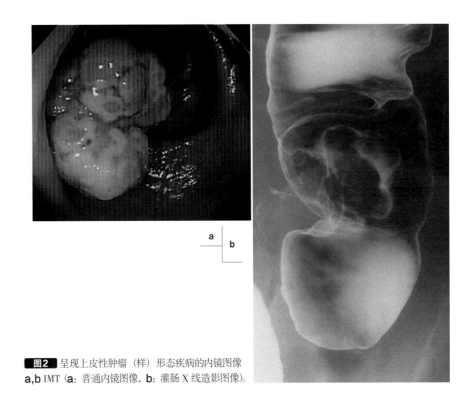

图2 呈现上皮性肿瘤（样）形态疾病的内镜图像
a,b IMT（**a**：普通内镜图像，**b**：灌肠 X 线造影图像）。

增长迅速，恶变的也不少见 [10]。

除此之外，作为产生有蒂息肉类似的棍棒样病变的疾病，列举了结肠黏膜 – 黏膜下拉长型息肉（colonic muco – submucosal elongated polyp, CMSEP），错构瘤性息肉（hamartomatous inverted polyp, HIP）等，都呈现细长的有茎息肉外观，表面由正常黏膜覆盖，尖端部移行圆润，头部稍粗（笔头样），也有的呈现脑回样改变 [11, 12]。两种疾病形态极为相似，HIP 在顶端可见轻微的凹陷（invert）。

2. 主要与表面凹陷型肿瘤（早期癌）鉴别的疾病

内翻性广基锯齿状腺瘤 / 息肉［inverted SSA/P（sessile serrated adenoma/polyp）］是 SSA/P 向黏膜下层发育进展的罕见病。以往报道了增生性息肉（hyperplastic polyp, HP）也有呈现同样发育表现的情况，将其命名为内翻性增生性息肉（inverted hyperplastic polyp, IHP）[13]，按照近年的组织学标准，以往的 IHP 多属于广义上的 inverted SSA/P 范畴 [14]。本病虽然是罕见病，但其形态学上具有特征性表现。即好发于升结肠，表面呈类似凹陷型肿瘤的形态，凹陷部储存大量黏液及凹陷边缘伴有开放 II 型 pit 型（**图3**）。

3. 主要与表浅型（LST）肿瘤鉴别的疾病

尖锐湿疣是发生在肛门部齿状腺附近（移行带和扁平上皮区域）的 HPV 相关肿瘤。本病多表现为超过 20mm 的浅色侧向发育型肿瘤（laterally spreading tumor, LST）样形态。

结合疾病的发生部位，NBI 放大观察见伴有特征性褐色区（brownish area）的上皮内乳头状毛细血管襻（intra–epithelial papillary capillary loop, IPCL）样血管增生，诊断上比较容易 [15]。此外，虽然少见也可能发生恶变 [16]。

呈现黏膜下肿瘤（样）形态的疾病

此类疾病的病变由于表面覆盖正常的大肠黏膜，所以依据病变的表面性状大多很难进行诊断（鉴别诊断）。其诊断方法主要依据病变的硬性（硬度）、颜色、好发部位及大小等。**表2** 为小病变的超声内镜（endoscopic ultrasonography, EUS）所

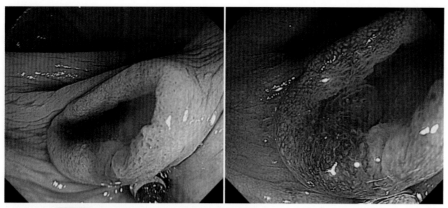

a | b 　**图3** 呈上皮性肿瘤（样）形态疾病的内镜图像

a,b 内翻性 SSA/P（inverted SSA/P）（a：色素内镜图像，b：NBI 放大内镜图像）。

表2 呈现大肠黏膜下肿瘤（样）形态的良性疾病的 EUS 所见

疾病名	局限部位	超声水平
脂肪瘤	第 3 层	高~较高回声
淋巴管瘤	第 3 层	多房性囊泡（内腔无回声，间隔高回声）
血管瘤	第 3 层	高~较高回声和点状、斑状低回声混合存在
良性滤泡性息肉	第 3 层	低~较低回声
肛门腺囊肿	第 3 层	囊泡，内腔为低~较低回声
阑尾黏液性囊腺瘤	第 3 层或更深层	囊泡，内腔为低~较低回声
肠道子宫内膜异位症	全层性	低回声的肿瘤，内部多发斑状高回声
GIST	与第 4 层连续	低回声，大的病变伴高回声和无回声，回声不均
平滑肌瘤	第 3 层（黏膜肌层来源）	低回声
	与第 4 层连续（固有肌层来源）	伴高回声和无回声，回声不均
神经鞘瘤	第 3 层或更深层	低~较低回声（伴囊泡的情况存在无回声）
颗粒细胞瘤	第 3 层或第 2~3 层	低~较低回声 / 不均—高回声混合存在，呈马赛克状
神经纤维瘤	第 3 层	低回声肿瘤，边界不清
神经节细胞瘤	第 2~3 层	低回声肿瘤，边界不清
Glomus 瘤（血管球瘤）	第 3 层或第 3~4 层	较低回声 / 高~低回声混合存在的混杂回声

GIST: gastroIntestinal stromal tumor, 胃肠道间质瘤

见[17]，大病变利用 CT、MRI 进行鉴别诊断。

1. 呈现特征性颜色的软病变

软病变是以脂肪瘤（黄色）、淋巴管瘤（苍白色）及血管瘤（暗蓝色）为代表的疾病，脂肪瘤的发生率最高（稀有）、其次是淋巴管瘤（稀有）、血管瘤为罕见[18]。

这些疾病的共同点是病变柔软［枕垫征（cushion sign）、挤压征（squeeze sign）阳性］，从不到 10mm 的小病变到 30mm 以上的大病变，大小范围很广。此外，通常小病变无蒂，随着病变的变大存在出现亚蒂~有蒂的倾向[19, 20]。

但是，小脂肪瘤不呈现黄色，罕见情况也存在有蒂性病变（**图 4a**）。另一方面，大脂肪瘤引起肠套叠（**图 5a**），表面溃疡引起颜色发红，普通内镜下观察与恶性肿瘤很难鉴别（**图 5b，d**）[20]。在这种情况，小病变用 EUS（**图 4b**），大病变用 CT

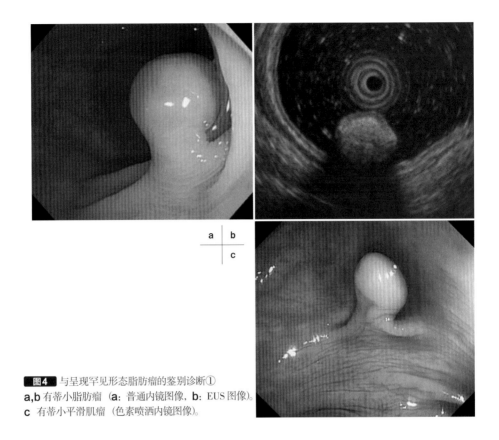

图4 与呈现罕见形态脂肪瘤的鉴别诊断①
a,b 有蒂小脂肪瘤（a：普通内镜图像，b：EUS 图像）。
c 有蒂小平滑肌瘤（色素喷洒内镜图像）。

（图5c, e）进行鉴别诊断是有价值的[21]。另外，脂肪瘤好发于右半结肠，由于发生在直肠的病变罕见[19]，所以若是在右半结肠则诊断毫无困难，但是黄色的直肠小脂肪瘤与其他疾病的鉴别则成为问题（图6b，后述）。

2. 发生在特定部位的病变

像前述的尖锐湿疣一样，发生在特定部位（或者极高发的易发部位）的罕见疾病，有比较特征性的图像所见。

良性淋巴滤泡性息肉（benign lymphoid polyp, BLP）是发生在黏膜下的正常淋巴滤泡局限性增殖所致的良性疾病，大部分病变发生在直肠[22, 23]，多发病变也不少见[24]。典型病例表现为与周围黏膜同色~淡色的小的黏膜下肿瘤样半球状隆起，或者融合成广基性隆起（图6a）。因此，发生在直肠的单发病变需要与同形态的良性疾病（图6b ~ e）进行鉴别。其中可能需要与罕见的肛门腺囊肿

（图6e）进行鉴别，此病为发生在齿状线肛门侧的软性病变[25]。与其他疾病的鉴别，需要结合前述的各种疾病的颜色或者硬度，EUS 所见也是非常有价值的。但是，仅依靠 EUS 很难对发生在相同部位呈现相同形态的恶性淋巴瘤（mucosa-associated lymphoid tissue, MACT）和 BLP 进行鉴别[24]。

阑尾黏液性囊腺瘤是发生在阑尾部位的黏液性囊肿之一，是组织学上伴有腺瘤的良性疾病。由于阑尾囊泡样肿大，灌肠 X 线造影检查：所见与阑尾开口部位一致的向盲肠内突出的黏膜下肿瘤样隆起和末端回肠的壁外压迫（图7a）。

内镜下可见隆起顶部的阑尾开口部凹陷（volcano sign），该部位用钳子按压容易变形［枕垫征（cushion sign）阳性］（图7b, c）[26]。作为辅助诊断方法，EUS（表2）、CT（阑尾与连续的低密度影肿瘤）、MRI（T2 增强高信号肿瘤）是有价值的，

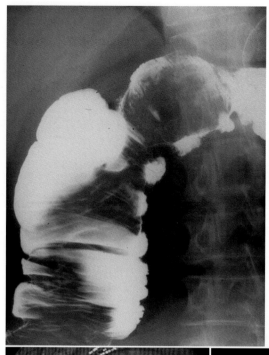

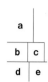

图5 与呈现罕见形态脂肪瘤的鉴别诊断②

a ~ c 有蒂大脂肪瘤。

a 灌肠 X 线造影图像。因盲肠部 50mm 大小脂肪瘤引起的向横结肠方向的肠套叠像。

b 普通内镜图像。表面黏膜呈暗红色，黏膜坏死脱落形成溃疡，表面凹凸不平，与上皮性肿瘤很难鉴别。

c CT 图像。可见与套叠前端的肿瘤部位一致的，呈现同脂肪组织同等低密度的肿瘤阴影。

d,e 淋巴瘤。

d 普通内镜图像。与脂肪瘤（**b**）相同，表面黏膜呈暗红色，黏膜坏死脱落形成溃疡，表面凹凸不平，内镜下很难鉴别。

e CT 图像。肿瘤前端部位可见与脂肪瘤不同的等密度（iso density）肿瘤阴影。

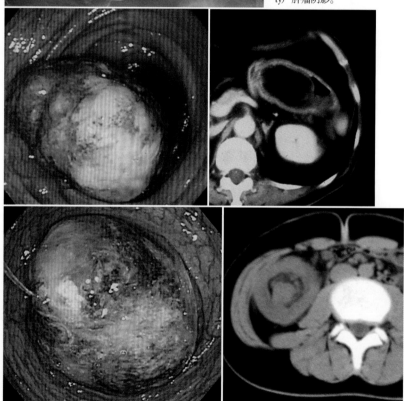

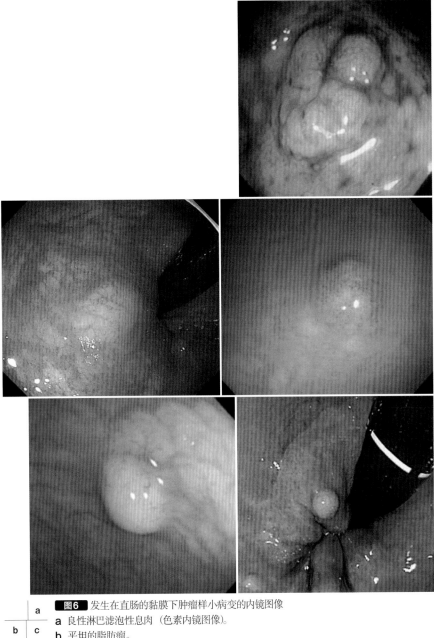

	a
b	c
d	e

图6 发生在直肠的黏膜下肿瘤样小病变的内镜图像
a 良性淋巴滤泡性息肉（色素内镜图像）。
b 平坦的脂肪瘤。
c 无蒂小平滑肌瘤（黏膜肌层来源）。
d 类癌（NET G1）。
e 肛门腺囊泡。

但是仅仅通过图像所见很难与早期囊腺癌进行鉴别[27]，即便是囊腺瘤，少数也可出现肿瘤标志物（CEA、CA19-9）偏高[28]。

肠道子宫内膜异位症是子宫内膜组织在肠管壁上异位生长、增殖的疾病。好发于直肠（尤其是前壁）至乙状结肠，典型表现为30~40岁女性，与月经周期一致的下腹痛或血便。灌肠 X 线造影检查的特征性所见是伴有横脊（transverse ridging）

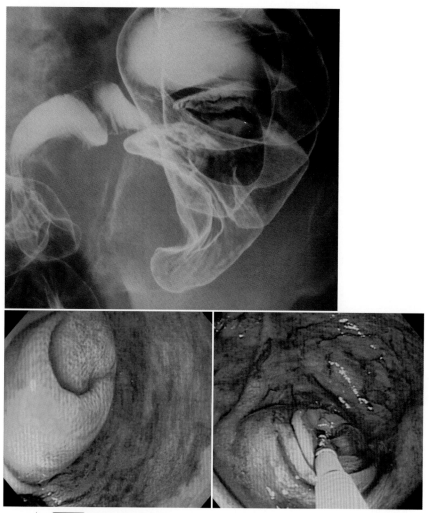

图7 阑尾黏液性囊腺瘤
a 灌肠X线造影像。
b 色素内镜图像。
c 钳子压迫的内镜图像［枕垫征（cushion sign）阳性］。

的黏膜下肿瘤样隆起或锯齿状边缘（**图8a**）[29]。

　　内镜检查也表现为伴有同样改变的弹性差的硬性隆起性改变（**图8b**），随着疾病的进展，肠道逐渐出现狭窄，故很难把握整体图像改变。同阑尾黏液性囊腺瘤一样，EUS所见（**表2**）也对诊断有价值（**图8c**）[30]。

　　此外，本病发生于阑尾的情况非常少见（**图8d**）[31]，此时就需要与前述的阑尾黏液性囊腺瘤进行鉴别，而有无枕垫征（cushion sign）对鉴别诊断有帮助（**图7c**、**图8e**）。

3. 大的黏膜下肿瘤样病变

　　胃肠道间质瘤（gastrointestinal stromal tumor, GIST）、平滑肌瘤和神经鞘瘤多表现为表面被正常黏膜覆盖，30mm以上半球形~亚蒂的大黏膜下肿瘤。极罕见发生于直肠[32-34]，表面覆盖正常黏膜，其灌肠X线造影、内镜检查均无特征性所见，CT、MRI检查也很难进行鉴别（**图9**）[35]。病变的主要病灶发生在黏膜下层深部，导致常规活检

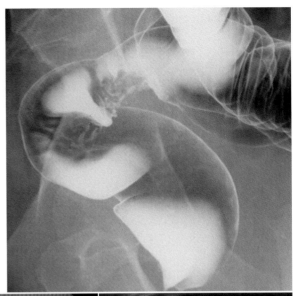

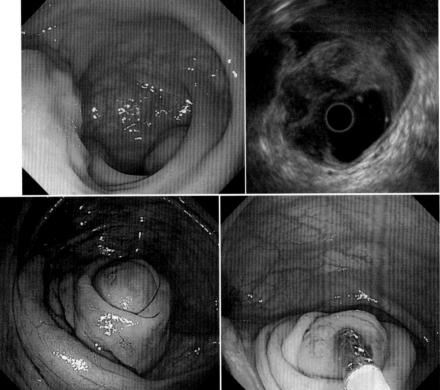

a	
b	c
d	e

图8 肠道子宫内膜异位症

a～c 为典型病例（直肠病变），**d** 和 **e** 为非典型病例（阑尾病变）。

a 灌肠 X 线造影图像。

b 普通内镜图像。

c EUS 图像。

d 色素喷洒内镜图像。

e 钳子压迫的内镜图像［枕垫征（cushion sign）阴性］。

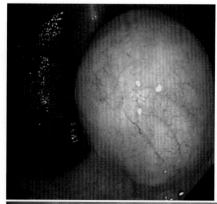
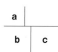

图9 直肠 GIST
a 普通内镜图像。
b 灌肠 X 线造影图像。
c MRI 图像。

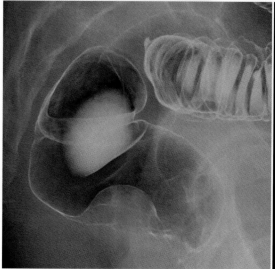
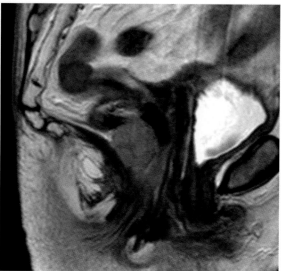

进行组织学诊断困难，直肠病变（endoscopic ultrasound–guided fine needle aspiration, EUS–FNA）或者开窗活检对诊断有一定帮助[36]，由于有不少恶变的病例[32, 37]，因此有必要切除进行确诊。

此外，平滑肌瘤也有不少小病变（来源于黏膜肌层）的存在，罕见也有呈现有蒂的形态（**图4c**）[33, 38]。

4. 神经系统肿瘤

除了前述的神经鞘瘤，神经系统肿瘤还包括颗粒细胞瘤、神经纤维瘤、神经节细胞瘤和良性成纤维细胞息肉（benign fibroblastic polyp）等许多疾病，但都极其罕见。

其中颗粒细胞瘤好发于盲肠至升结肠，形态上与直肠类癌 NET G1、G2（**图6d**）相似。即多表现为 10mm 以下的小的半球形黏膜下肿瘤样改变、质硬，典型病例呈现黄色，EUS 像也被描述为主要发生在第 2~3 层低~较低超声肿瘤影像（**图10**）[39]。另外，同类癌一样极少多发[40]。

除此以外的神经系统肿瘤，主要以黏膜固有层为中心增殖，表现为上皮下肿瘤的形态，由于贯穿肠壁向黏膜下层深部发育，因此缺乏特征性所见，也没有明确的好发部位[35, 41, 42]。此外，遗传性疾病中的神经纤维瘤病 1 型（von Recklinghzusen 病）中，多发此类神经系统肿瘤（尤其是神经纤维瘤等），有时发生恶变[43]。

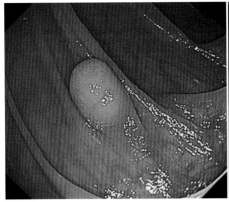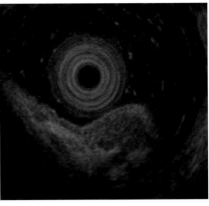

图10 颗粒细胞瘤
a 普通内镜图像。
b EUS 图像。

表3 呈现多发病变（息肉病等）的良性肿瘤（样）疾病

疾病名	消化道外病变	消化道病变部位	大肠病变数	遗传性	组织学特征	恶变
Peutz-Jeghers 综合征	口腔、手掌、足底色素斑 消化道恶性肿瘤	胃~大肠	几个~几十个	通常显性	错构瘤	约 20%
幼年性息肉病	罕见畸形	胃~大肠	几个~几十个	通常显性/无	错构瘤	约 40%
Cowden 病	颜面部的丘疹，口腔黏膜乳头状瘤 甲状腺、乳腺肿瘤、巨头征	食管~大肠	几个~几十个	通常显性	错构瘤	几%
结节性硬化病	颜面部皮脂腺瘤，肾血管平滑肌脂肪瘤 脑内多发结节样病变，认知障碍	食管，胃，直肠	几十个	通常显性	错构瘤	几%
Cronkhite-Canada 综合征	脱毛，皮肤色素沉着 指甲异常，味觉异常	胃~大肠	弥漫性>散在性	无	腺管的囊泡型扩张	约 20%
锯齿状息肉病综合征	无	大肠	散在性>弥漫性	无	锯齿状腺管	约 30%
蓝色橡皮疱痣综合征	皮肤血管瘤	口腔~大肠	几个~几十个	无/通常显性	海绵状血管瘤	无

呈现多发病变的疾病

此类疾病为伴有大肠以外消化道特征性多发病变，是罕见的消化道息肉病或遗传性疾病，由于伴随全身各脏器的特有病变（**表3**），比较容易诊断。

Peutz-Jeghes 综合征和幼年性息肉，是与该病单发病变相同的息肉，在大肠多发（**图11a**）[44]。Cowden 病（**图11b**）和结节性硬化病，是从直肠到乙状结肠伴随类似大小的多发隆起性病变，常误诊为肿瘤性，但通过胃部病变（Cowden 病伴随弥漫性小隆起）或者伴随症状可以进行鉴别[45]。

另一方面，虽然没有遗传性，但 Cronkhite-Canada 综合征大肠全域普通出现糜烂性、发红的边界不明显的隆起（**图11c**）[46]，锯齿状息肉病综合征会产生 20 个以上或 10mm 以上的大锯齿状息肉[47]。

此外，这些疾病虽然从本质上看可以说是良性疾病，但也有罕见恶变的发生（**表3**）[48]。本书将对各疾病的诊断标准进行总结，以供参考。

总结

本文主要针对大肠罕见良性肿瘤、肿瘤样病变及极其罕见的呈现非典型性形态改变的病变，围绕其 X 线造影、内镜诊断进行回顾介绍。如果通过本文能够帮助消化科医生的诊断水平从初级向中级进步，可谓荣幸之至。

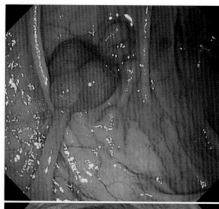
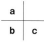
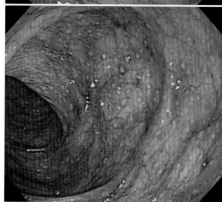
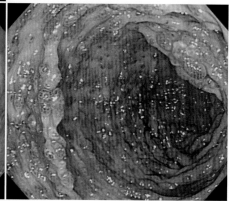

图11 呈现多发病变的疾病的大肠内镜图像

a Peutz–Jeghers 综合征。
b Cowden 病。
c Cronkhite–Canada 综合征。

参考文献

[1] 「胃と腸」編集委員会(編). 胃と腸アトラスⅡ 下部消化管. 医学書院, 2014

[2] 小林広幸, 渕上忠彦, 堺勇二, 他. 消化管炎症性類線維ポリープ(IFP)の診断と治療. 胃と腸 39:640–646,2004

[3] Ishibashi H, Aoyagi K, Kobayashi H, et al. Endoscopic mucosal resection of inflammatory fibroid polyp in the transverse colon. Endoscopy 44:E15–16, 2012

[4] 岡本康治, 蔵原晃一, 大城由美, 他. Inflammatory fibroid polyp. 胃と腸 48:1196–1197

[5] 細野知宏, 川村武, 村上慶四郎, 他. 下行結腸化膿性肉芽腫の1手術症例. 日消外会誌 44:1039–1046, 2011

[6] Okutama T, Tanoue S, Chiba K, et al. Lobular capillary hemangioma of the esophagus. Acta Pathol Jpn 33:1303–1308, 1983

[7] 小田丈二, 入口洋介. 脈管性腫瘍—化膿性肉芽腫. 「胃と腸」編集委員会(編). 胃と腸アトラスⅡ 下部消化管. 医学書院, p 652, 2014

[8] Sanders BM, West KW, Gingalewski C, et al. Inflammatory pseudotumor of the alimentary tract ; clinical and surgical experience. J Pediatr Surg 36:169–173, 2001

[9] 川崎啓祐, 小林広幸, 蔵原晃一, 他. 急性骨髄性白血病治療後に診断されたIMT(inflammatory myofibroblastic tumor)の1例. 胃と腸 47:1157–1167, 2012

[10] Lu CH, Huanq HY, Chen HK, et al. Huge pelvi-abdominal malignant inflammatory myofibroblastic tumor with rapid recurrence in a 14-year-old boy. World J Gastroenterol 16:2698–2701, 2010

[11] Matake H, Matsui T, Yao T, et al. Long pedunculated colonic polyp composed of mucosa and submucosa—proposal of a new entity, Colonic Muco-Submucosal Elongated Polyp. Dis Colon Rectum 41:1557–1561, 1998

[12] 久部高司, 青見賢明, 長浜孝, 他. 過誤腫性病変—内視鏡診断の立場から. 胃と腸 48:1118–1128, 2013

[13] Sbin LH. Inverted hyperplastic polyp of the colon. Am J Surg Pathol 9:265–272, 1985

[14] 川崎啓祐, 蔵原晃一, 大城由美, 他. Inverted SSAP の臨床病理学的特徴. 胃と腸 50:1688–1695, 2015

[15] 山崎健路, 岩田仁, 九嶋亮治, 他. 内視鏡的黏膜下層剝離術を施行した高異型度肛門上皮内腫瘍および肛門部尖圭コンジローマ併存例の1例. 胃と腸 51:1487–1495, 2016

[16] 大田恭弘, 渕上忠彦, 堺勇二, 他. 直腸内に発育し扁平上皮癌を合併した尖圭コンジローマの1例. 胃と腸 38:1315–1320, 2003

[17] 清水誠治, 三宅清花, 川浦由起子, 他. 下部消化管非上皮性腫瘍のEUS診断—そのほかの黏膜下腫瘍を含めて. 胃と腸 47:515–525, 2012

[18] 松本主之, 中村昌太郎, 中村滋郎, 他. 消化管黏膜下腫瘍の内視鏡診断—通常内視鏡所見からみた鑑別診断:下部消化管. 胃と腸 39:457–466, 2004

[19] 藤政篤志, 荒木靖三, 藤政浩志, 他. 内視鏡的切除が行えた大腸脂肪腫の2例—内視鏡的切除された大腸・直腸脂肪腫本邦136例の集計報告. 臨と研 77:1173–1185, 2002

[20] 平田一郎, 梅垣英次, 林勝吉, 他. 消化管脂肪腫の診断と治療. 胃と腸 39:601–611, 2004

[21] 林雅規, 瀬山厚司, 原田剛佑, 他. 術前CT検査が有用であっ

た腸重積を呈した結腸脂肪腫の一切除例. 山口医　58:85–89, 2009

[22] 堺勇二, 矢野祐二, 小林広幸, 他. EMRにて確定診断された rectal tonsilの多発例. 早期大腸癌　8:430-431, 2004

[23] 宮崎慎一, 野田裕之, 森田照美, 他. 内視鏡的に切除した直腸良性リンパ濾胞性ポリープの1例. 鳥取医誌　36:23-29, 2008

[24] 清水誠治. 良性リンパ濾胞性ポリープ（benign lymphoid polyp）―直腸に多発病変がみられた症例. 早期大腸癌　6: 420-421, 2002

[25] 斎藤彰一, 池上雅博, 田尻久雄. 肛門腺嚢胞. 斉藤裕輔, 田中信治, 渡邊聡明（編）. 大腸疾患診断のStrategy. 日本メディカルセンター, p 76, 2010

[26] 川崎啓祐, 蔵原晃一. 虫垂黏液嚢腫―腺腫.「胃と腸」編集委員会（編）. 胃と腸アトラスII　下部消化管. 医学書院, pp 664-666, 2014

[27] 馬場辰典, 勝又健次, 壽美哲生, 他. 虫垂黏液嚢腫6症例の臨床病理学的検討. 日本大腸肛門病会誌　57:407-411, 2004

[28] 内田正昭, 木許健生, 大野智, 他. 発見契機が異なる虫垂黏液嚢胞腺腫の3例. 日臨外会誌　61:995-999, 2000

[29] McSwain B, Lin RJ, Halley RL, et al. Endometriosis of colon ; Report of 14 patients requiring partial colectomy. South Med J　67:651-658, 1974

[30] 菊池陽介, 渕上忠彦, 小林広幸, 他. 超音波内視鏡を施行した腸管子宮内膜症の2例. 胃と腸　33:1353-1357, 1998

[31] 入口陽介, 小田丈二, 水谷勝, 他. 虫垂内腫瘤で発見された虫垂子宮内膜症の1例. 胃と腸　49:527–533, 2014

[32] 加茂仁美, 山本淳, 菅瀬隆信, 他. リンパ節転移が認められた結腸GISTの1例. 日消外会誌　74:3392-3397, 2013

[33] 岩田章裕, 塚田勝此古, 武内俊彦, 他. 内視鏡的ポリペクトミーにて摘出し得た大腸平滑筋腫の2例. 綜合臨　50:394-397, 2001

[34] 小沢俊文, 渡辺秀紀, 奥山裕子, 他. 嚢胞変性をきたした上行結腸神経鞘腫の1例. 日消誌　98:167-173,2001

[35] 小澤俊文, 海上雅光. 神経系腫瘍―神経原性腫瘍.「胃と腸」編集委員会〔編〕. 胃と腸アトラスII　下部消化管. 医学書院, pp 659-662, 2014

[36] 三登久美子, 富永健司, 大牟田繁之, 他. EUS-FNAにより術前診断し得た直腸GISTの1例. Prog Dig Endosc　85: 110-111, 2014

[37] 大石一行, 尾崎和秀, 西岡豊, 他. 遺伝子検査が有用であった大腸平滑筋肉腫の1例. 日消外会誌　4:1311-1318, 2011

[38] Hirasaki S, Suwaki K, Tada S, et al. Pedunculated leiomyomatous polyp（pedunculated leiomyoma）of the transverse colon. Intern Med　49:2519-2520, 2010

[39] 高木靖寛, 岩下明德, 津田純郎, 他. 下部消化管上皮性腫瘍―リンパ系除く. 各論（4）大腸顆粒細胞腫の診断と治療の進め方. 早期大腸癌　12:45-49, 2008

[40] 下山雅朗, 酒井靖夫, 高久秀哉, 他. 盲腸多発顆粒細胞腫

の1例. Gastroenterol Endosc　41:1330-1335, 1999

[41] 野中隆, 柴田良仁, 黨和夫, 他. 腹腔鏡補助下に切除した大腸神経線維腫の1例. 日消外会誌　41:341-345, 2008

[42] 赤松拓司, 山下幸孝, 松本久和. S状結腸に発生した benign fibroblastic polypの1例. Gastroenterol Endosc　55: 3568-3572, 2013

[43] 小沢俊文, 長南明道, 安藤正夫, 他. 特異な大腸病変を呈したvon Recklinghausen氏　病　の1例. Gastroenterol Endosc　41:2413-2419, 1999

[44] 坂本博次, 矢野智則, 砂田圭二郎. 過誤腫性ポリポーシス. 日消誌　114:422-430, 2017

[45] 檜沢一興, 飯田三雄, 松本主之. 結節性硬化症の消化管病変. 胃と腸　35:403-407, 2000

[46] Watanabe T, Kobayashi H, Aoyagi K. Electronic Clinical Challenges and Images in GI. Cronkhite-Canada syndrome. Gastroenterology　135; e7-8, 2008

[47] 渡辺知佳子, 穂苅量太, 三浦総一郎. その他のポリポーシス疾患―クロンカイト・カナダ症候群を中心に. 日消誌　114:431-437, 2017

[48] 松本主之, 前畠裕司, 志方健太郎, 他. 消化管ポリポーシスと癌化. 胃と腸　45:665-670, 2010

Summary

Radiographic and Endoscopic Diagnosis of Rare Benign Tumors or Tumorous Diseases of the Large Intestine

Hiroyuki Kobayashi[1], Koichi Kurahara[2], Tadahiko Fuchigami, Hideki Ishibashi[3], Shingo Endo[1], Yuta Fuyuno, Daisuke Akiyoshi, Atsumi Ooishi

Here we describe the clinical features（symptom, size, and common disease site）and radiographic and endoscopic diagnosis of rare benign tumors or tumorous diseases of the large intestine. In addition, we explain the useful diagnostic findings of comparatively rare benign diseases, which have an atypical form or present at an uncommon site. Although most of these tumors are benign, they have the potential to undergo malignant transformation.

[1] Institute of Gastroenterology, Fukuoka Sanno Hospital, Fukuoka, Japan

[2] Institute of Gastroenterology, Matsuyama Red Cross Hospital, Matsuyama, Japan

[3] Department of Gastroenterology and Medicine, Fukuoka University School of Medicine, Fukuoka, Japan

主题　需要掌握的罕见大肠良性疾病

罕见大肠非肿瘤性疾病的 X 线、内镜诊断

清水 诚治[1]

高岛 英隆

真谛 武[2]

池田 京平[1]

小木曽 圣

福田 亘

上岛 浩一

横沟 千寻

富冈 秀夫

石田 英和[3]

村野 直子[4]

村野 实之

三上 荣[5]

摘要●对于某种疾病是否为"罕见"是很难用证据证明的。作为其理由，首先应该是该疾病非常罕见以至于不能形成一个数据库。另外，罕见疾病往往有集中发生在特定医院的倾向。本文提及的大肠良性疾病中，列举了非肿瘤性疾病，大体上分炎症性和非炎症性，进一步尝试根据疾病的形态进行分类。笔者针对认为罕见的疾病，选择了主要以内镜图像上有特征性改变的进行描述，因此需要注意并不一定能反映疾病的发病率。

关键词　罕见疾病　大肠　良性疾病　非肿瘤性疾病　炎症性疾病

[1] 大阪鉄道病院消化器内科　〒545-0053 大阪市阿倍野区松崎町 1 丁目 2-22
　　E-mail：shimizus@oregano.ne.jp
[2] 同　病理诊断科
[3] 奈良県総合医療センター病理诊断科
[4] むらのクリニック
[5] 神戸市立医療センター西市民病院消化器内科

前言

判断疾病是否为罕见，很难有严密的定义标准。通常稀少疾病无法确立疾病的数据库，另外，根据医院的特性，罕见疾病往往有集中于特定医院的倾向。例如，医院中是否有感染科、胶原病科、重症医学及器官移植等决定了疾病的构成。本文笔者在构思的时候，根据自身的经验判断，将疾病分为炎症性和非炎症性，进一步尝试根据疾病的形态进行分类。在此基础之上尝试将疾病划分为"不罕见""稀有""罕见"各组（**表 1**）。进而在其中抽出特征性的图像所见，由于此疾病的选择可能存在偏差，敬请谅解。

炎症性疾病

1. 感染性疾病

1）肠螺旋体病

本来考虑此病并不少见，但因病理科医生的诊断水平导致其检出率有很大的差别。大部分无症状，罕见有症状的肠螺旋体病（由肠道螺旋体引起），特征性所见是右半结肠为主的水肿和发红[1]。

2）放线菌病

存在厌氧性革兰氏阳性杆菌（*Actinomyces israelii*）感染，因鱼刺插入、子宫内避孕器置入、阑尾炎和憩室炎等引发的疾病。好发于回盲部和骨盆腔，主要在肠壁外形成炎症性肿瘤，导致邻接肠道处的锯齿状边界伸展不良[2]。

表1 大肠良性疾病的频度分类

疾病状态分类		常见	不罕见	稀有	罕见
炎症性	感染性	大肠憩室炎、阑尾炎、艰难梭状芽孢杆菌感染*、空肠弯曲菌肠炎、肠结核、阿米巴病、病原性大肠埃希菌感染	沙门氏菌肠炎、巨细胞病毒性小肠结肠炎、沙眼衣原体直肠炎周围炎		痢疾、伤寒、副伤寒、耶尔森(氏)菌小肠结肠炎、气单胞菌性结肠炎、MRSA肠炎、肠道螺旋体病、肠道弯曲菌病、放线菌病、性病性直肠肛门炎(非结核性)抗酸菌病、直肠梅毒、性病淋巴肉芽肿、淋菌性直肠炎、日本血吸虫病、粪线虫病、鞭虫病、带状疱疹、异尖线虫病、颚口线虫病、单纯疱疹病毒肠炎、EBV病毒性肠炎等
	药物性、过敏性	抗生素引起的出血性大肠炎、艰难梭状芽孢杆菌感染*、食物过敏	NSAID引起的肠炎(小肠)、抗癌药引起的肠炎		NSAID引发的大肠病变、NSAID栓剂引起的直肠溃疡、嗜酸细胞性胃肠炎、移植物抗宿主病(GVHD)、胶原性结肠炎*、淋巴细胞性结肠炎*、中毒性表皮坏死症、Stevens-Johnson综合征等
	缺血性	缺血性大肠炎(一过性型)、狭窄型		肠系膜动脉闭塞症	缺血性大肠炎(坏疽型)、非闭塞性肠系膜缺血(NOMI)、缺血性直肠炎、右侧型缺血性大肠炎、硬闭性大肠炎*、肠系膜动脉闭塞症、SLE、IgA血管炎、嗜酸细胞性大肠炎、显微镜性多发血管炎性肉芽肿病、多发血管炎性肉芽肿病、结节性多发动脉炎、肠系膜静脉硬化、巨细胞动脉炎、慢性风湿性关节病、炎症性静脉闭塞病、肠系膜静脉肌内膜增生等
	物理、化学的			放射性肠炎、直肠黏膜脱垂综合征	硬阻性大肠炎*、腐蚀性大肠炎、粪性溃疡、深层囊泡型大肠炎、消毒药、激素、毒物引发对肠道障碍、外伤等
	其他内因			转流性结肠炎、憩室相关性大肠炎、中毒性巨结肠病	钡剂肉芽肿(油脂肉芽肿)、纱布瘤、壁外性炎症、胆囊炎(腹膜炎)、类脂性地中海热、IgG4相关疾病、尿毒症性结肠炎、家族性地中海热、中性粒细胞减少性肠炎、蜂窝织炎、系统性肥大细胞增多症等
	特发性	Crohn病、溃疡性大肠炎、口疮性肠炎		肠道白塞氏病、单纯性溃疡、急性出血性直肠溃疡、滤泡性直肠炎	帽状息肉、胶原性肠炎*、淋巴细胞性结肠炎*、Cronkhite-Canada综合征、肠系膜脂肪组织炎、结节病等
非炎症性	气(体)潴留、物质沉淀		假黑变病(黑变病)		肠道气囊肿病、假性脂肪病、假性脂肪病、淀粉样变性(AA型、AL型等)、肠系膜静脉硬化病等
	脉管异常、形成异常等		血管扩张病	动静脉畸形、静脉瘤留、Osler病(遗传性出血性毛细血管扩张病)、直肠Dieulafoy溃疡	淋巴管扩张病、蓝色像皮疱综合征、肠道重复畸形、尾肠囊肿等
	运动功能异常		功能性肠障碍(过敏性肠综合征等)		先天性巨结肠、神经节细胞缺乏症、神经节细胞减少症、慢性大肠假型假性肠便阻(Ogilvie综合征)、慢性大肠型假性肠便阻、急性大肠假性肠便阻、慢性巨结肠病等
	旋转异常、扭转、套叠等		乙状结肠轴扭转、套叠、黏连、Chilaiditi综合征、Payr病	肠旋转不良、肠扭转、嵌顿疝等	横结肠/盲肠轴扭转、壁内血肿等
	其他		大肠憩室		肠结石、异物等

*: 有重复；NSAID: 非甾体类抗炎药；MRSA: 耐甲氧苯青霉素金黄色葡萄球菌；EBV: 埃-巴二氏病毒；GVHD: 移植物抗宿主病；NOMI: 非闭塞性肠系膜缺血；SLE: 系统性红斑狼疮

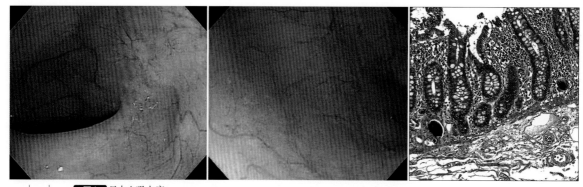

a b c **图1** 日本血吸虫病

患者 90 多岁，女性。大肠镜检查可见结肠散在小型的黄色斑（**a，b**）。活检组织图像黏膜固有层可见机化的虫卵（**c**）。

3）软化斑

软化斑通常发生在泌尿系统，大肠极其罕见。内镜下可见多发的黄白色扁平隆起，组织学上可见包含嗜酸性颗粒样细胞体的大巨噬细胞聚集，其特征所见是 Michaelis-Gutmann 小体。病因不是很明确，但被认为是在巨噬细胞吞噬能力下降的前提下大肠菌的慢性感染所致[3]。

4）日本血吸虫病

日本血吸虫病最近发病率已经急剧下降了。大肠病变可见多发的不规则黄斑，活检查到虫卵可以确诊（**图1**）。提示可能与癌变相关[4]。

5）粪线虫病

消化道病变好发于十二指肠和空肠，但罕见发生在大肠。大部分为 HTLV-1（human T-cell leukemia virus type1）阳性，内镜下黏膜发红，有特征性的黄白色结节[5]，也有的表现为多发糜烂、小溃疡[6]。

2. 药物性、过敏性疾病

1）NSAID（nonsteroidal anti-inflammatory drug）引起的肠炎

与小肠相比，大肠的发生率很低。分为溃疡型和肠炎型，前者多见于回盲部，最常见为类圆形溃疡，也有的表现为环形溃疡或膜性狭窄[7]。也有栓剂引起直肠溃疡的病例。

2）嗜酸细胞性胃肠炎

在日本，根据伴随症状的消化道黏膜高于 20 个 /HPF 的嗜酸细胞浸润或者存在含多数嗜酸细胞的腹水来进行诊断[8]。与其他部位的病变不同，

有的病例为局限于大肠的颗粒状或者结节样黏膜改变，针对疾病的差异目前也存在争议[9-11]。

3）显微镜下结肠炎（microscopic colitis）

结肠炎内镜所见无明显差异，是组织学上胶原性肠炎（collagenous colitis，CC）和淋巴细胞性肠炎（lymphocytic colitis，LC）的总称[12]。

CC 的组织学特点是大肠表层上皮下的胶原纤维束（subepithelial collagen band，SECB）肥厚（≥ 10μm）和黏膜固有层的淋巴细胞、浆细胞浸润，隐窝排列正常。在日本大部分是由药物引起的[13]，以 NSAID、PPI（proton pump inhibitor）为代表。大多表现为腹泻，也有的病例不发生腹泻，而以急腹症发病。最近内镜下的异常表现占报道的八成，如血管增生、颗粒状黏膜改变、黏膜裂痕、糜烂和纵行溃疡（瘢痕）等。

另外，LC 的组织学特点是上皮内淋巴细胞（intraepithelial lymphocytes，IEL）增加（≥ 20 个 /100 个表层上皮细胞），SECB 无肥厚（< 7μm），黏膜固有层的淋巴细胞、浆细胞浸润，隐窝排列正常等。

IEL 为淋巴细胞，大部分 CD3、CD8 阳性，以右半结肠为主。在欧美两个疾病的发病率不等，以 LC 略多一些，但是在日本，LC 的报道很少，也很少有提示此病的图像所见记载（**图2**）。它们都属于药物相关性疾病，中止药物治疗就可以解决，但是有些与药物无关联的疾病，治疗上就比较困难了。

3. 缺血性疾病

1）缺血性大肠炎

左半结肠的缺血性大肠炎主要为主干动脉未

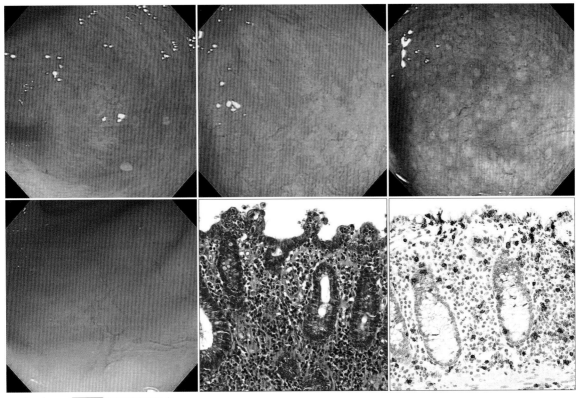

a	b	c
d	e	f

图2 淋巴细胞性肠炎

患者 60 多岁，男性。3 个月前开始出现 1 日 20 次的水样腹泻，诊断为毒性弥漫性甲状腺肿 (Basedow 病)。经口服药物治疗后甲状腺功能恢复正常，但腹泻未得到改善，因而行大肠镜检查。镜下可见右半结肠散在的小糜烂 (**a**)、血管增生 (**b**) 和淋巴滤泡形成 (**c**)。左半结肠血管影像不清晰，直肠可见裂痕样改变 (**d**)。活检组织的 HE 染色像可见被覆上皮变性和多数的 IEL，黏膜固有层以淋巴细胞为主的炎细胞浸润 (**e**)，IEL 为 CD8 阳性细胞 (**f**)。根据以上所见诊断为 LC，但没服用可能引起该病的药物，因使用各种止泻药或者 5- 氨基水杨酸 (5-aminosalicylic acid, 5-ASA) 无效，而使用泼尼松龙后症状缓解。PSL 减量、中止后，改用硫唑嘌呤维持治疗。

闭塞的可逆性病变，发病率高。相反，直肠或右半结肠发生的缺血性大肠炎罕见。尤其是右半结肠的病变主要考虑与血管因素有关，包括血栓、栓塞等 (**图3**)[14]。

2）梗阻性大肠炎

梗阻性大肠炎其特点是病变位于梗阻部口侧，肛门侧正常，梗阻部和溃疡部之间有正常黏膜。梗阻原因以癌症最多，也有不少因栓剂的使用引起，但术前很少有充分的图像诊断。认为基本上与缺血性大肠炎相同[15]。另一方面，形成类圆形的冲击样溃疡，有的病例可发生穿孔、穿通 (**图4**)[16]，需要排除粪性溃疡。也有报道表明因大肠节段性神经节细胞减少症 (segmental hypoganglionosis) 引起的肠梗阻，梗阻部口侧形成类圆形溃疡[17]。另外，因癌

或扭转引起的梗阻导致肠道高度扩张，可见多发黏膜下肿瘤 (submucosal tumor, SMT) 样膨隆，欧美认为是结肠荨麻疹 (colonic urticaria) 表现，我们认为是缺血引起的黏膜下水肿 (**图5**)[18]。

3）肠系膜静脉闭塞症

肠系膜下静脉闭塞症除了在血栓形成倾向 (蛋白 C 或抗凝血酶Ⅲ的缺乏)、肠系膜脂肪组织炎、憩室炎、Crohn 病等基础上发病以外，也有特发的病例。

可见与血管分布一致的病变，早期因水肿而呈现伸展不良，病程中伴有溃疡或狭窄[19]。另外，也有因肠系膜上静脉血栓引起的升结肠狭窄，而导致的缺血性肠病变的报道[20, 21]。

4）血管炎综合征

血管炎综合征是以皮肤为首的伴全身症状，

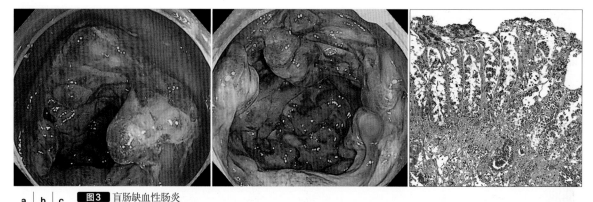

a	b	c

图3 盲肠缺血性肠炎

患者70多岁，女性。以右下腹痛为主诉就诊。大肠镜检查可见盲肠全周糜烂，呈现绿灰色凹凸，伴边缘堤坝样隆起（**a**）。可见病变内部残存 pit 形态（**b**）。取变色部位活检，可见腺管呈枯树枝样（**c**）。

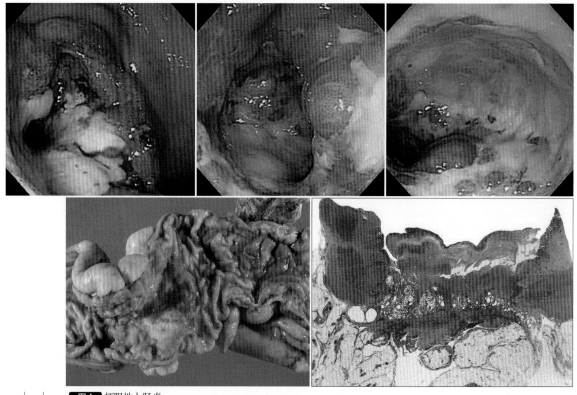

a	b	c
d		e

图4 梗阻性大肠炎

患者70多岁，男性。因2个月前出现腹痛、腹泻和血便就诊，大肠镜可见乙状结肠部位因2型进展癌而出现狭窄（**a**）。镜身勉强通过狭窄部位，可见癌的口侧在水肿黏膜之间存在伴随厚白苔的类圆形溃疡（**b**，**c**）。手术3周后，病理提示癌为向浆膜下层浸润的中分化腺癌，其口侧可见直径约3cm的穿通性溃疡（UL～Ⅳ）（**d**，**e**）。

且依据特定的标志物进行诊断的疾病，大肠病变基本上表现为多发的不规则形溃疡，溃疡的深度因侵及的血管水平不同而不同。IgA 血管炎较其他血管炎常见，有细小血管的病变，好发于十二指肠、小肠。大肠多呈现疮或红斑，也有的形成血泡样病变（**图6**）。

5）炎症性静脉闭塞症（inflammatory veno-occlusive disease）

如果只是因肠系膜静脉引起的炎症性肠道缺血，通常不侵及动脉，炎症细胞浸润主要以 T 淋巴细胞为主。也可称之为结肠淋巴细胞性静脉炎

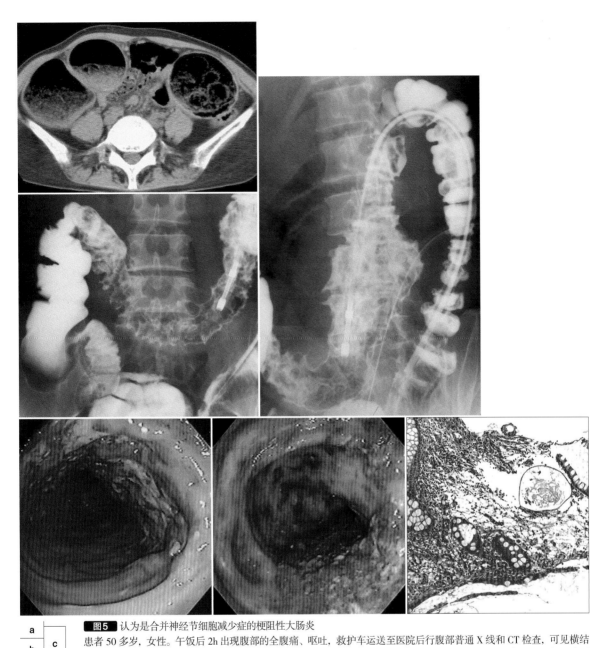

图5 认为是合并神经节细胞减少症的梗阻性大肠炎

患者 50 多岁，女性。午饭后 2h 出现腹部的全腹痛、呕吐，救护车运送至医院后行腹部普通 X 线和 CT 检查，可见横结肠显著扩张（**a**），实行经肛门插入肠梗阻管。4 日后行肠梗阻管造影检查可见全横结肠多发 SMT 样膨隆（**b，c**）。1 个月后行大肠镜检查，可见横结肠多发不规则形溃疡、发红黏膜和多发结节，梗阻原因不明（**d，e**）。此时的活检组织图像可见腺管脱落，伴随枯树枝样的炎细胞浸润（**f**）。

（enterocolic lymphocytic phlebitis），好发于右半结肠至回肠[22-24]。

6）特发性肠系膜静脉肌内膜增生（idiopathic myointimal hyperplasia of mesenteric veins）

特发性肠系膜静脉肌内膜增生是由肠系膜贯穿肠壁的静脉内膜增厚引起的管腔闭塞，导致区域性的肠管缺血性疾病，多见于年轻男性，病变常累及乙状结肠至直肠。图像所见类似于炎症性肠病（inflammatory bowel disease，IBD），只能依赖切除标本的组织病理确诊[25-27]。

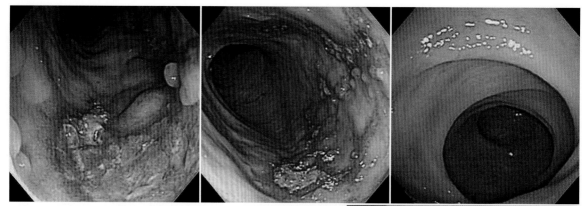

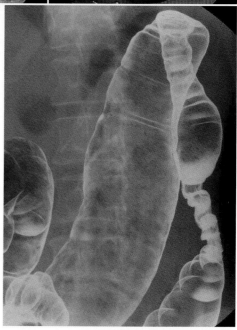

```
g | h | i
        |
        j
```

图5 (续)

其后也反复出现腹痛，2个月后介绍到笔者所在医院。再次行大肠镜检查，可见横结肠溃疡和结节状黏膜改变，可见治愈倾向（**g，h**），降结肠虽然经过了半个月，但是未见明显的黏膜异常（**i**）。之后给予了缓泻药，观察病程变化，时有腹痛，反复腹部膨胀感。1年后行灌肠X线造影检查，可见伴随横结肠扩张的降结肠挛缩样狭窄（**j**），怀疑神经节细胞减少症，因未手术，所以无法确诊。

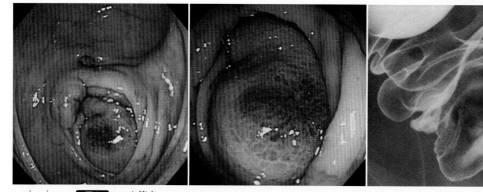

```
a | b | c
```

图6 IgA血管炎

患者60多岁，男性。因腹泻行大肠镜检查，可见盲肠部半球状膨隆，顶部有糜烂和黏膜内出血，呈现所谓的血泡样（**a，b**）。腹泻发病之后出现双下肢紫斑。灌肠X线造影也可见平缓的隆起（**c**）。

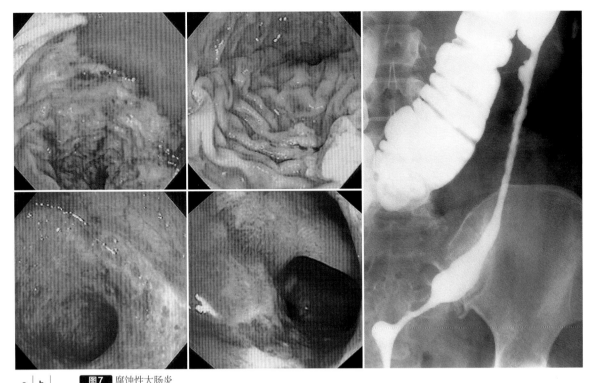

<table>
<tr><td>a</td><td>b</td><td rowspan="2">e</td></tr>
<tr><td>c</td><td>d</td></tr>
</table>

图7 腐蚀性大肠炎

患者 70 多岁，女性。误用稀盐酸作为泻药经肛门注入，立即行大肠镜检查可见直肠下部部分可见正常黏膜，但黏膜因凝固性坏死白色变，而伸展不良（**a, b**）。1 个月后形成全周性溃疡（**c**），2 个月后形成高纤维性狭窄（**d, e**）。

4. 因物理、化学因素引起的疾病

1) 腐蚀性大肠炎

　　腐蚀性大肠炎是因腐蚀性物质引起的病变，相比于上消化道较少见，有时因洗肠时误用药而引发，但几乎没有关于此疾病特性的相关报道（**图7**）。

2) 粪性溃疡

　　粪性溃疡是因严重便秘形成的粪块压迫大肠壁而形成溃疡，是穿孔或出血的病因。多见于直肠和乙状结肠，也可能发生于其他部位[28]。

3) 深层囊性结肠炎（colitis cystica profunda）

　　深层囊性结肠炎局限于直肠，认为是直肠黏膜脱垂综合征的一个亚型，非常罕见。本病的形成机制认为是由于黏膜肌层的破坏或脆弱化，伴部分黏膜组织嵌入黏膜下层而形成囊泡。内镜下见直肠下部平缓的 SMT 样隆起，EUS 见多发的囊泡（**图8**）[29]。

5. 其他原因引起的病变

1) 异物肉芽肿

　　异物肉芽肿是因灌肠 X 线造影检查时向壁内注射钡剂而引起的钡剂肉芽肿，使用油性痔核治疗药引起的油性肉芽肿，直肠下部可呈 SMT 样病变。纱布瘤（gossypiboma, gauzeoma, textilioma）是手术时残留的纱布引起的炎症性肿瘤[30]。常表现为无症状性腹腔内肿瘤，合并感染时导致邻接肠管的溃疡、狭窄或漏孔等（**图9**）。

2) 壁外的炎症波及

　　壁外的炎症波及是由胰腺、胆囊等肠道相邻器官的炎症波及肠道，引起狭窄、溃疡等[31]。

3) 家族性地中海热

　　家族性地中海热是表现为发热和浆膜炎、关节炎等的常染色体隐性遗传病，伴肠道病变。大肠病变表现为发红、水肿、黏膜粗糙和颗粒样黏膜等[32]。

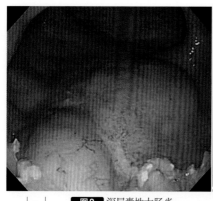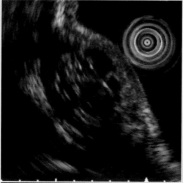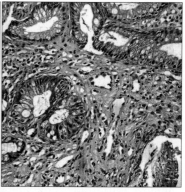

a | b | c **图8** 深层囊性大肠炎

患者 30 多岁，女性。大肠镜检查可见齿状线至直肠下端前壁侧有 SMT 样隆起（**a**）。钳子触碰肿瘤质硬，EUS 可见与黏膜下层一致的多房性囊泡（**b**）。可见表面黏膜的肌肉纤维闭塞（**c**），诊断为深层囊性大肠炎。

6. 特发性病变

1）帽状息肉（cap polyposis）

帽状息肉是发生于直肠至乙状结肠的炎症性疾病，呈现多发地图样发红或平盘状隆起，或者这些病变的融合性隆起。典型病例的隆起部顶端伴有白苔。组织学特点是腺管的延长和扩张、表面附着纤维素性渗出物、黏膜浅层有肉芽组织[33, 34]。病因不明，但有 *Helicobacter pylori* 除菌治疗有效的报道[35]。

2）肠系膜脂肪组织炎

肠系膜脂肪组织炎是肠系膜脂肪组织的非特异性炎症，好发于乙状结肠系膜。病因不明，有细菌感染、过敏、自身免疫和腹部手术等。由于脂肪组织肿胀导致肠壁伸展受限，发病早期即多见狭窄的铺路石样凹凸表现。随着病程的进展，因缺血而出现溃疡或狭窄。有报道显示切除的部分病例，合并有肠系膜下静脉闭塞症[36~38]。

非炎症性疾病

1. 气体潴留、物质沉淀

1）肠道囊样积气症

肠道囊样积气症以肠壁黏膜下或浆膜下形成含气囊泡的肠道囊肿样积气为代表[39]。跟有机溶剂暴露、消化道狭窄、慢性阻塞性肺疾病、胶原病和 α‐葡萄糖苷酶抑制剂的服用等相关，也有特发性的。从无症状到肠梗阻表现各异，也有伴腹腔内积气的病例。表现为半球状表面光滑的隆起聚集，典型表现为隆起相互融合，也有分散分布或者单发的情况，这时与 SMT 很难鉴别（**图10**）。气肿局限于黏膜层的称之为假性脂肪瘤病（pseudolipomatosis）[40]。

2）淀粉样变性

淀粉样变性根据沉积的淀粉蛋白种类进行分类，以继发于慢性风湿性关节病等慢性炎症性疾病的 AA 型和原发或继发多发性骨髓瘤等的 AL 型为代表。AA 型的特点是黏膜粗糙、多发糜烂、颗粒样黏膜和易出血等，AL 型的特点是 SMT 样隆起、血肿和溃疡等[41]。

3）肠系膜静脉硬化症

肠系膜静脉硬化症是因大肠壁内的肠系膜静脉处石灰沉积，从而因静脉回流障碍引起的肠道缺血性疾病[42]。最开始考虑为特发性的，但是现在长期服用含山栀子的中药作为病因得到了人们的关注[43]。

以右半结肠为中心的黏膜色素沉积（深紫色、青铜色）、水肿、半月襞肿大、伸展不良、管腔狭窄、糜烂、溃疡等。普通 X 线检查或者 CT 可见以右半结肠为中心，沿大肠壁的线状、点状的石灰化表现。

2. 形成异常、脉管异常

1）淋巴管扩张症

淋巴管扩张症在小肠常见，但是发生在大肠非常罕见[44]。

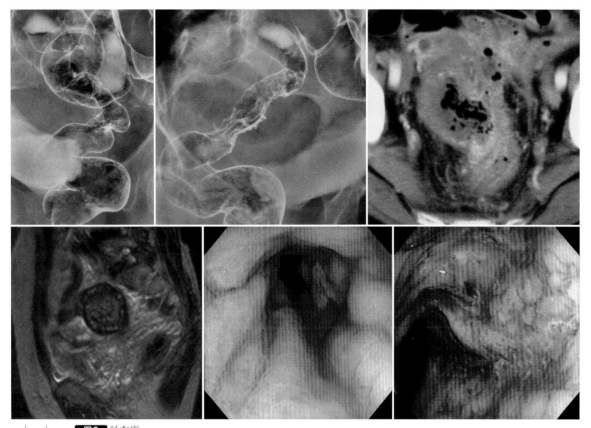

a	b	c
d	e	f

图9 纱布瘤

患者 70 多岁，女性。以低热、下腹部钝痛、血便为主诉就诊。38 年前因卵巢囊肿行两侧卵巢摘除术，12 年前行两侧输卵管摘除术及乙状结肠切除术。灌肠 X 线造影检查从直乙交界部到乙状结肠，12cm 的范围内可见肠管伸展不良，纵向走行倾向的溃疡，压迫所见（**a，b**）。CT 可见肠道连续的带厚壁囊泡样病变，内部可见细玻璃样聚集（**c**）。MRI（T2 加权）可见病变内部有高信号的细低信号区域，所谓的"whorled stripe"（旋涡状线条）型（**d**）。内镜检查可见病变部位因伸展不良而有纵向裂痕（**e**），口侧可见不规整的溃疡（**f**）。

2）蓝色橡皮疱痣综合征

蓝色橡皮疱痣综合征是由血管形成异常所致的主要发生在皮肤和消化道的血管瘤性疾病，多为散发病例，也有遗传性的病例[45]。

3. 运动功能异常

因运动功能异常引发的疾病，包括不伴有器质性病变和伴有器质性病变（神经节减少或平滑肌改变等）的功能异常。

假性肠梗阻

假性肠梗阻尽管没有器质性狭窄、闭塞，但是有肠梗阻样症状的假性肠梗阻，分为急性和慢性。急性大肠假性肠梗阻是因自主神经系统异常所致，继发于各种疾病。慢性假性肠梗阻是神经节或平滑肌异常引起的，病因包括内分泌疾病或药物等多种原因。其中原因之一是性腺功能减退引起的神经节细胞变性、减少，分为由直肠开始的连续性病变和区域性病变。灌肠 X 线造影检查可见特征性的肠管挛缩样狭窄化及其口侧肠管的扩张（**图5j**）[17]。

总结

本文对罕见大肠非肿瘤性疾病进行了概述。本系列图书至今报道了很多罕见疾病，可以说是罕见疾病相关信息的宝库，如果能够活用的话可以成为强有力的工具。

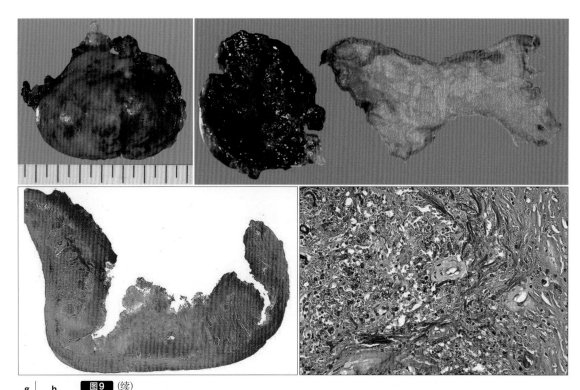

g	h
i	j

图9 (续)

根据以上所见怀疑为纱布瘤，开腹手术后可见直径约65mm表面平滑的卵圆形肿瘤强力附着于肠管，但能剥离摘除（**g**）。肿瘤是由厚内腔显著凹凸不平的囊泡壁构成，内部有纱布（**h**）。组织病理学上囊泡壁是由纤维性被膜和伴异物巨细胞的肉芽组织增生而成（**i**），可见嗜碱性染色的纤维片（**j**）。

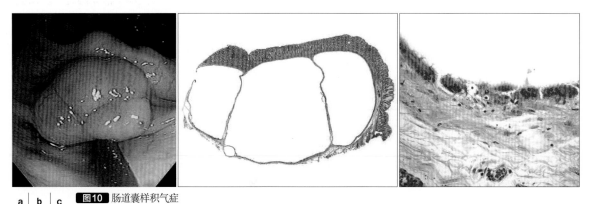

a	b	c

图10 肠道囊样积气症

患者50多岁，男性。因便潜血阳性行大肠内镜检查，升结肠可见略分叶的10mm左右SMT样病变（**a**）。行EMR操作时，有被分隔的多房性囊气泡（**b**），内腔被覆异物巨细胞（**c**）。

参考文献

[1] Umeno J, Matsumoto T, Nakamura S, et al. Intestinal spirochetosis due to *Brachyspira pilosicoli*; endoscopic and radiographic features. J Gastroenterol 42:253-256, 2007

[2] 上遠野由紀, 宮田完志, 竹内英司, 他. びまん性にS状結腸狭窄を来した子宮放線菌症の1例. 胃と腸 33:1173-1177, 1998

[3] 大泉弘子, 鈴木岳, 斎藤雅雄, 他. 大腸マラコプラキアの1例. 胃と腸 33:97-102, 1998

[4] 大高雅彦, 藤野雅之, 小嶋祐一郎, 他. 日本住血吸虫症. 胃と腸 37:454-458, 2002

[5] Minematsu H, Hokama A, Makishi T, et al. Colonoscopic findings and pathologic characteristics of strongyloides colitis; a case se-

ries. Digestion 83;210–214, 2011

[6] 三上栄, 丸尾正幸, 山下幸政, 他. 特異的な大腸内視鏡像を呈した糞線虫症の1例. 胃と腸 52;365–373, 2017

[7] 蔵原晃一, 松本主之, 八尾隆史, 他. NSAID起因性大腸病変の臨床像と内視鏡像. 胃と腸 42;1739–1749, 2007

[8] 木下芳一, 大嶋直樹, 石村典久, 他. 好酸球性消化管障害の診断と治療. 日消誌 110;953–964, 2013

[9] 上尾太郎, 清水誠治. 好酸球性胃腸炎. 胃と腸 38;553–558, 2003

[10] 清水誠治. 好酸球性胃腸炎(eosinophilic gastroenteritis). 胃と腸 47;814–815, 2012

[11] 阿部光市, 青柳邦彦, 二村聡, 他. 好酸球浸潤が目立つ原因不明の慢性大腸炎の1例. 胃と腸 48;1945–1952, 2013

[12] 清水誠治. Microscopic colitisの診断・治療. 消化と吸収 38;178–182, 2016

[13] 山崎健路, 清水誠治, 華井頼子, 他. 薬剤に関連するcollagenous colitisの病態と診断. 胃と腸 51;450–462, 2016

[14] 大川清孝, 青木哲哉, 上田渉, 他. 虚血性大腸炎の臨床像. 胃と腸 48;1689–1702, 2013

[15] 小林正明, 渡辺英伸, 味岡洋一, 他. 虚血性腸病変の病理形態分類. 胃と腸 28;913–925, 1993

[16] 村瀬勝俊, 阪本研一, 関野誠史郎. 腸間膜内へ穿通した直腸癌による閉塞性大腸炎の1例. 日臨外会誌 69;1156–1159, 2008

[17] 村上右児, 西俣伸亮, 高木靖寛, 他. 成人の大腸segmental hypoganglionosisの1例. 胃と腸 48;887–894, 2013

[18] Seaman WB, Clements JL Jr. Urticaria of the colon : a nonspecific pattern of submucosal edema. Am J Roentgenol 138;545–547, 1982

[19] 貫陽一郎, 江﨑幹宏, 山口敢, 他. 下腸間膜静脈閉塞による虚血性大腸炎の1例. 胃と腸 50;1330–1336, 2015

[20] 大石温子, 濱田慶城, 芹沢宏, 他. 狭窄型虚血性大腸炎を伴った上腸間膜静脈血栓症および門脈血栓症の1例. 日消誌 91;2111–2116, 1994

[21] 宗本義則, 海崎泰治, 細川治, 他. 上腸間膜静脈血栓による右側結腸狭窄型虚血性大腸炎の1例. 胃と腸 36;1193–1200, 2001

[22] Flaherty MJ, Lie JT, Haggitt RC. Mesenteric inflammatory venoocclusive disease. A seldom recognized cause of intestinal ischemia. Am J Surg Pathol 18;779–784, 1994

[23] Saraga E, Bouzourenne H. Enterocolic (lymphocytic) phlebitis : a rare cause of intestinal ischemic necrosis. A series of six patients and review of the literature. Am J Surg Pathol 24;824–829, 2000

[24] 白坂健太郎, 船橋公彦, 小池淳一, 他. 急速に増大しイレウス症状を呈したMesenteric inflammatory veno-occlusive disease(MIVOD)の1自験例. 大腸肛門病会誌 66;95–100, 2013

[25] Genta RM, Haggitt RC. Idiopathic myointimal hyperplasia of mesenteric veins. Gastroenterology 101;533–539, 1991

[26] Kao PC, Vecchio JA, Hyman NH, et al. Idiopathic myointimal hyperplasia of mesenteric veins : a rare mimic of idiopathic inflammatory bowel disease. J Clin Gastroenterol 39;704–708, 2005

[27] Sahara K, Yamada R, Fujiwara T, et al. Idiopathic myointimal hyperplasia of mesenteric veins : Rare case of ischemic colitis mimicking inflammatory bowel disease. Dig Endosc 27;768–771, 2015

[28] 清水誠治, 南竜城, 内藤達志, 他. 直腸肛門部の炎症性疾患—そのほかの直腸潰瘍性病変. 胃と腸 45;1339-1349, 2010

[29] 太田英孝, 高村和人, 藤田琢也, 他. ESDにて診断した治療しえた深在性嚢胞性大腸炎の1例. Gastroenterol Endosc 57;2469-2475, 2015

[30] Manzella A, Filho PB, Albuquerque E, et al. Imaging of gossypiboma : pictorial review. AJR Am J Roentgenol 193;S94-101, 2009

[31] 樫村弘隆, 樫村好夫, 池上雅博, 他. 併存する炎症性ポリープの消長を観察しえた膵炎による大腸狭窄の1例. 胃と腸 46;327-335, 2011

[32] 山本章二朗, 三池忠, 野田裕子, 他. 腸炎で発症し, 経過中, 周期熱・全身関節炎を併発し, 家族性地中海熱と診断した1例. 胃と腸 50;943-949, 2015

[33] 小林広幸, 望月祐一, 佐藤智雄, 他. cap polyposisの1例. 胃と腸 32;213-219, 1997

[34] 清水誠治, 木本邦彦, 岸本光夫, 他. 発症初期から典型像形成に至る経過を観察しえたcap polyposisの1例. 胃と腸 37;103-108, 2002

[35] Akamatsu T, Nakamura N, Kawamura Y, et al. Possible relationship between Helicobacter pylori infection and cap polyposis of the colon. Helicobacter 9;651-656, 2004

[36] Seo M, Okada M, Okina S, et al. Mesenteric panniculitis of the colon with obstruction of the inferior vein, report of a case. Dis Colon Rectum 44;885-889, 2001

[37] 道傳研司, 海崎泰治, 細川治, 他. 下腸間膜静脈閉塞を伴った腸間膜脂肪織炎の1例. 胃と腸 39;1797-1804, 2004

[38] 迎美幸, 小林清典, 勝又伴栄, 他. 下腸間膜静脈の閉塞を伴った腸間膜脂肪織炎の1切除例. 胃と腸 46;1701-1707, 2011

[39] Heng Y, Schuffler MD, Haggitt RC, et al. Pneumatosis intestinalis : a review. Am J Gastroenterol 90;1747-1758, 1995

[40] 清水誠治, 高島英隆, 眞嵜武, 他. pseudolipomatosis. 胃と腸 52;820-823, 2017

[41] 大川清孝, 上田渉, 向川智英, 他. 消化管アミロイドーシスの臨床像—画像診断を中心に : 大腸病変の特徴. 胃と腸 49;321-334, 2014

[42] Iwashita A, Yao T, Schlemper RJ, et al. Mesenteric phlebosclerosis : a new disease entity causing ischemic colitis. Dis Colon Rectum 46;209-220, 2003

[43] Shimizu S, Kobayashi T, Tomioka H, et al. Involvement of herbal medicine as a cause of mesenteric phlebosclerosis : results from a large-scale nationwide survey. J Gastroenterol 52;308-314, 2017

[44] 加藤繁夫, 朝倉均, 三浦総一郎. 蛋白漏出を認めたまれな限局性大腸リンパ管拡張症の1例. 日消誌 82;1765-1770, 1985

[45] 浅田由樹, 宿輪三郎, 福田栄一郎, 他. blue rubber bleb nevus syndromeの1例. 胃と腸 41;125-131, 2006

Summary

Radiographic and Endoscopic Diagnosis of Rare Non-tumorous Disorders of the Large Intestine

Seiji Shimizu[1], Hidetaka Takashima, Takeshi Mazaki[2], Kyohei Ikeda[1], Kiyoshi Ogiso, Wataru Fukuda, Hirokazu Uejima, Chihiro Yokomizo, Hideo Tomioka, Eiwa Ishida[3], Naoko Murano[4], Mitsuyuki Murano, Sakae Mikami[5]

To present sufficient causes for the rarity of a certain disorder is a difficult task. The first reason for this is the lack of a database for these disorders. The second reason is that rare disorders have a tendency to concentrate to special facilities. This article deals with the rare, non-tumorous, benign disorders of the large intestine. The disorders were first divided into two categories: inflammatory and noninflammatory. Further classification was according to the pathophysiology. Among the disorders that the authors consider rare, those with characteristic findings in imaging were selected and explanations were added for the same. However, it should be understood that the list of rare disorders may not reflect the real incidences.

[1] Division of Gastroenterology and Hepatology, Osaka General Hospital of West Japan Railway Company, Osaka, Japan

[2] Division of Pathology, Osaka General Hospital of West Japan Railway Company, Osaka, Japan

[3] Division of Pathology, Nara Prefecture General Medical Center, Nara, Japan

[4] Murano Clinic, Osaka, Japan

[5] Department of Gastroenterology, Kobe City Medical Center West Hospital, Kobe, Japan

罕见大肠良性疾病的活检、组织学诊断
——从病理的角度出发

八尾 隆史[1]

福村 由纪

村上 敬[2]

佐伯 春美[3]

仲程 纯[1]

岸川 五月

摘要●大肠也存在很多罕见的良性疾病。活检对于确诊非常有价值，为了活用这种有效的手段，有必要熟知哪些疾病活检有用，进而熟知各种疾病相关的黏膜内组织学特点。炎症性疾病中的胶原性肠炎（collagenous colitis）或淋巴细胞性肠炎（lymphocytic colitis）必须依靠活检确诊，其他一些疾病也提示了活检确诊的可能性，但是如果不能掌握这些疾病的特点，活检也是没用的。上皮性肿瘤样病变（非肿瘤性息肉）中大部分通过活检可以与肿瘤性病变鉴别，但也有仅仅在黏膜显示有类似改变，不通过整体的观察很难确诊的异常病变。非上皮性肿瘤中一部分可以通过活检做出诊断，但是如果不进行适当的免疫组化染色的话容易误诊。本文列举了认为是罕见疾病中活检诊断有意义的病例，尤其是针对罕见且不熟悉的病变，介绍提示其诊断的组织学图像特点。期待经过对这些知识的熟悉，即便是罕见发生的病例，今后也可以更多地去发现和累积。

关键词　囊性深层黏膜脱垂综合征　神经束膜瘤　肠囊性气肿病　孤立型淀粉样变性　弹性纤维息肉

[1] 順天堂大学大学院医学研究科人体病理病態学
　〒113-8421東京都文京区本郷2丁目1-1　E-mail : tyao@juntendo.ac.jp
[2] 順天堂大学医学部消化器内科
[3] 同　病理·腫瘍学

前言

当执笔构思罕见大肠良性疾病时，对什么样的发生率可以称之为"罕见"产生了疑问。因为字典中也没有明确的概念和定义，所以主要凭借个人主观判断。因此个人认为所谓的"罕见"是在临床工作中1年碰到1例左右或者像笔者这种做很多病理诊断的情况，1年最多也就碰到几例的发生率的疾病。

因列举"罕见"病例是无限制的，所以本文在"罕见"的疾病当中选取了活检诊断有意义的病例（得出确诊或者疑似诊断的疾病）。但是，感染病也是罕见的、多数活检诊断有意义，在以往的《胃与肠》专题（消化道感染症2002，感染性肠炎——最新的动态和见解）中进行了详细描述，在此予以省略。

表1列举了疾病组织病理学特点的描述。由于版面限制，列举了组织学鲜为人知的疾病或者病理学上有意思的疾病。表1记载了对诊断有意义的组织学所见，但这些只是关键所见，在实际的病理诊断中，有必要在理解疾病的基本组织学表现基础上，综合考虑各种组织学所见或临床所见来进行诊断。

表1 活检诊断有意义的罕见大肠良性疾病（感染病除外）

疾病名	诊断有意义的组织学所见
炎症性疾病（感染病除外）	
胶原性肠炎	慢性炎症，上皮下胶原纤维束增厚
淋巴细胞性肠炎	上皮内淋巴细胞浸润
特发性肠系膜静脉硬化病	静脉壁玻璃化，间质纤维化
放射性肠炎	上皮凋亡小体，奇怪的成纤维细胞
移植物抗宿主病（GVHD）	上皮凋亡小体
自身免疫性肠炎	上皮凋亡小体
无丙种球蛋白血症相关性肠炎	上皮凋亡小体
肿瘤样疾病	
上皮性疾病	
Peutz-Jeghers 息肉	非肿瘤性上皮的增生
Cronkhite-Canada 综合征	腺管扩张、延长，间质水肿
幼年性息肉	腺管扩张、延长，间质水肿
Cowden 病	腺管延长，间质水肿，黏膜肌层疏松化
结节性硬化病	腺管延长，间质水肿，黏膜肌层疏松化
黏膜 - 黏膜下拉长型息肉	间质水肿，黏膜肌层疏松化，脉管扩张
炎性肌腺息肉	腺管扩张、延长，间质水肿，平滑肌束增生
黏膜脱垂综合征	腺管延长，肌肉纤维闭塞
帽状息肉	腺管延长，糜烂和肉芽
非上皮性病变	
黄色瘤	含脂质的巨噬细胞聚集
良性淋巴滤泡性息肉	淋巴滤泡增生
肿瘤性疾病	
神经束膜瘤	纺锤形细胞增生，神经束膜标志物（+）
神经节细胞瘤	含神经节细胞的神经纤维增生
颗粒细胞瘤	嗜酸性微细颗粒状细胞质
平滑肌瘤	无异型的平滑肌束
化脓性肉芽肿	毛细血管分叶状增生
其他	
肠道子宫内膜异位症	子宫内膜腺和间质
肠道囊性气肿病	黏膜下层的异物肉芽肿
孤立型淀粉样变性	嗜酸性无结构物质（淀粉样蛋白）的沉积
弹性纤维性息肉病	嗜酸性无结构物质（弹性纤维）的沉积
大肠软化斑	巨噬细胞的聚集，Michaelis-Gutmann 小体
黑变病（真性黑色素沉积）	黑色素细胞的存在，黑色素沉积

炎症性疾病（感染病除外）

针对炎症性疾病的诊断，首选与高发的 IBD 和感染症的鉴别是非常重要的，如果排除了这些疾病，就考虑为罕见病的可能，由此探讨一下这些疾病的特征性组织学所见。

CC（collagenous colitis）、LC（lymphocytic colitis）、特发性肠系膜静脉硬化病是通过组织活检诊断的疾病。CC 的特征性所见是表层上皮下方的胶原纤维束增厚（厚度在 $10\mu m$ 以上），确诊必须确定其间质中伴有中等程度以上的慢性炎细胞浸润[1-3]。LC 的特征性所见是隐窝上皮内可见淋巴细胞侵入图像（100 个上皮细胞有 20 个以上的淋巴细胞）。因 CC 有时也与 LC 有相同的所见，因此认为两者为关联性疾病[1-3]。特发性肠系膜静脉硬化病的特征性所见是黏膜内小血管壁的玻璃化和纤维化，虽然可见 CC 样的胶原纤维束增厚，但是本病的特点是缺乏炎细胞浸润[4]。

放射性肠炎表现为在无瘢痕也无溃疡的部位，黏膜下层深部动脉壁的玻璃化、内皮下泡沫细胞的聚集、大异状核的成纤维细胞的出现、肌层变性等较特异的所见[5]。活检多数取不到黏膜层深部，根据大异状核的成纤维细胞和上皮的核肿大或凋亡小体的出现等特征性黏膜内所见，疑似本病，但确诊还是困难的。此外，隐窝的扭曲、黏膜萎缩或间质纤维化等也是放射性肠炎的特征性黏膜内所见，但是不具有特异性，确诊还需要进行综合判断。

移植物抗宿主病（graft-versus-host disease, GVHD）或者自身免疫性肠炎、无丙种球蛋白血症性小肠结肠炎等的特征性所见是上皮内凋亡小体的出现，但也不是特异性所见，因此诊断需要结合临床进行综合判断[3, 6]。

另外，白塞氏病（Behcet 病）和单纯性溃疡活检只能采集到伴非特异性炎症的黏膜或肉芽组织，因此这类疾病活检没有价值。但是如果为了排除其他疾病的话，活检也是有意义的。另外，血管炎通常是发生在黏膜下层深部的改变，这类疾病活检诊断也是没有意义的。

肿瘤样病变

1. 上皮性病变

PJ（Peutz-Jeghers）息肉，Cronkhite-Canada 综合征和幼年性息肉病都是比较罕见的疾病，但是由于对这些疾病的组织学所见比较了解，所以本文对其进行了详细的介绍。这些疾病的活检通常只采集了黏膜成分的一部分，所以很难进行鉴别诊断。确诊的话，有必要进行息肉切除活检，进行整体上的观察。

Cowden 病的特点是合并多发的错构瘤，可见数毫米大小的无蒂、半球状息肉密集存在的直肠息肉。这些息肉的组织学所见类似，有隐窝上皮的延长和间质水肿、黏膜肌层的疏松或增生等特征性改变，伴有淋巴管或血管扩张。这些直肠改变也可见于结节性硬化病中，排除这些疾病后认为是罕见疾病的特异性所见[7]。

黏膜-黏膜下拉长型息肉（muco-submucosal elongated polyp）是由覆盖正常黏膜的包含扩张淋巴管或血管的水肿样黏膜下层形成的病变，也可见黏膜肌层的疏松[8]。基本的组织像与 Cowden 病的直肠息肉类似，但黏膜-黏膜下拉长型息肉通常是单发的，大小也通常更大。

炎性肌腺息肉（inflammatory myoglandular polyp）的组织像与幼年性息肉病和 PJ 息肉类似，但与幼年性息肉病的区别是间质伴有放射状平滑肌纤维束的树枝状增生，与 PJ 息肉的区别是表面光滑、水肿样的间质或扩张的腺管显著[9]。

直肠黏膜脱垂综合征，是由于黏膜脱垂引起黏膜慢性缺血状态，黏膜固有层的毛细血管增生、扩张和纤维肌症（fibromuscular obliteration）及隐窝上皮的幼稚化、增生的综合征，肉眼上分为平坦型、隆起型、溃疡型、深层囊泡型、复合型。其中深层囊泡型比较罕见，临床及病理学上需要与黏液癌鉴别，因此有必要掌握其形态及组织学所见。深层囊泡型是非肿瘤腺管群侵入黏膜下层，并产生黏液，潴留形成黏液湖，貌似浸润黏膜下层的黏液癌。组织学鉴别要点：①黏膜内有前述的黏膜脱垂综合征的组织学改变；②黏膜下层侵入的腺管伴有核肿大，没有肿瘤的异型性；③黏膜下层侵入的腺管伴有相当于黏膜固有层的疏松结缔组织，无促结缔组织增生性反应（desmoplastic reaction）；④间质内的含铁血黄素沉积。即与腺瘤的假癌样入侵（pseudocarcinomatous invasion）的机制相同，提示非肿瘤腺管的黏膜下层侵入[10]（**图1**）。

Cap polyposis（帽状息肉），是因息肉表面伴有炎症性渗出物（相当于帽子）而命名的。其组织学特点是局限于蛇形或者缺乏组织结构改变的延长的隐窝表层的炎性肉芽组织增生。从其好发部位（直肠、乙状结肠）的共同性来看，其发病机制可能与黏膜脱垂相关联，但是笔者等[11]的分析提示与黏膜脱垂综合征的组织学特点有本质上的区别。

2. 非上皮性病变

大肠黏膜经常可见含有泡沫状细胞质的巨噬细胞，通常吞噬黏液噬菌体的黏液，黏液染色（黏蛋白胭脂红染色）阳性，见于黏膜深部。

黄色瘤可见吞噬脂质的巨噬细胞聚集，黏液染色阴性的黏膜表层泡沫细胞聚集[12]。由于这些是良性病变，平常的病理诊断往往不进行黏液染色，因此可能无法区别黄色瘤和 muciphage（黏液噬菌体）。

直肠可见数毫米~数厘米的良性淋巴滤泡性息肉。由具有扩大胚胎中心的大小不同的淋巴滤泡增生而成，常伴有类上皮细胞肉芽肿[13]。由于无异形淋巴细胞，因此与高度异常的淋巴瘤容易鉴别，但是经常与 MALT 淋巴瘤鉴别困难。

肿瘤性病变

神经节细胞瘤、颗粒细胞瘤、平滑肌瘤和化脓性肉芽肿在大肠中罕见，由于对于其组织学所见，包括消化道以外的部位也比较熟悉，因此本文对其进行了倾囊介绍。关于这些疾病的活检诊断，若能够采集到神经节细胞瘤、颗粒细胞瘤、平滑肌瘤的适当肿瘤成分，则可能做出确定诊断。但是对于化脓性肉芽肿，与反应性炎症性肉芽组织的鉴别困难，因此为了确诊有必要切除，进行整体观察。

神经束膜瘤（perineurioma）是 1978 年依据 Lazarus 和 Trombetta[14] 首次报道的大腿部肿瘤而提出的比较新的概念，虽然也有发生在大肠的报道[15]，但是包含消化道在内，是罕见的、鲜为人知的疾病。组织学上是由有卵圆形~短纺锤形核和弱嗜酸性细胞质的纺锤形细胞在黏膜固有层密集增生而成，边界不清。多数间叶细胞阳性的 vimentin（波状蛋白）呈现弥漫性阳性，c-kit、CD34、SMA、S-100 蛋白阴性，但是神经束膜的标志物 EMA、EMA（epithelial membrane antigen）、GLUT-1（glucose transporter 1）阳性[15]（**图2**）。有报道称由类似细胞形成的息肉为良性成纤维细胞性息肉（benign fibroblastic polyp, BFP），但其后的探讨认为大部分为 BFP，也有神经束膜瘤[16]。另外，也有报道神经束膜瘤存在与锯齿状病变相关联的上皮间质混合病变[17]。

其他

肠道子宫内膜异位症按照在大肠内的发病率由高到低的顺序，分别是乙状结肠、直肠、阑尾和盲肠。子宫内膜通常从浆膜侧向黏膜下层发展，很少露出黏膜，但也有形成黏膜隆起性的罕见病变[18]。波及黏膜的时候可以通过活检确诊。对于疑似本病的情况，大肠黏膜雌激素或黄体酮激素受体免疫组化染色不出现阳性也对确诊有意义。但是，由于正常的子宫内膜与正常大肠黏膜相比，细胞质中不含有黏液，且核大，如果作为大肠黏膜病变来观察，容易误诊为癌，因此，在平日进行病理诊断时要提前了解有本病存在的情况。

肠道囊性气肿病是在肠壁的黏膜下层~浆膜下层发生含气囊泡的疾病。组织学上可见圆形的空隙，上皮虽然没什么变化，但常常有异物型巨细胞[19]。采集发生在黏膜下浅层的囊泡壁进行活检时，尽管黏膜未见活动性炎症或糜烂等改变，但黏膜下组织中聚集异物型巨细胞，则提示本病的可能（**图3**）。

因淀粉蛋白（amyloid of light chain, AL）沉积形成的黏膜下肿瘤（submucosal tumor, SMT）样隆起，有时合并溃疡[20, 21]。

组织学上可见上皮下（黏膜下层为主）嗜酸性无结构物质呈块状沉积。有时候也可见异物型巨细胞聚集。刚果红（Congo red）染色阳性，表现为绿色偏光。

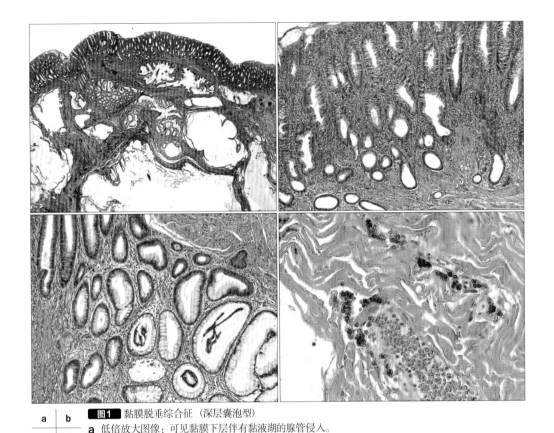

图1 黏膜脱垂综合征（深层囊泡型）

a | b
---
c | d

a 低倍放大图像：可见黏膜下层伴有黏液湖的腺管侵入。
b 可见黏膜固有层的毛细血管增生、扩张和肌肉纤维闭塞及隐窝上皮的幼稚化、增生。
c 黏膜下层入侵的腺管伴有与黏膜固有层相当的疏松结缔组织，未见促结缔组织增生性反应。
d 间质伴含铁血黄色沉积。

　　免疫组织化学染色为淀粉样蛋白P组分（amyloid P-component）阳性、A组分（A-component）阴性，提示为非AA（amyloid of A protein）型淀粉样变性（**图4**）。AL型淀粉样变性因合并多发性骨髓瘤/浆细胞瘤，因此遇到此病时需要进行全身检查。

　　弹性纤维性息肉（elasto-fibromtous polyp）是由于弹性纤维过剩形成块状沉积而形成息肉。组织学上可见由非肿瘤性上皮覆盖、由黏膜肌层至黏膜下层颜色偏蓝且为嗜酸性无结构物质或者细纤维性物质的块状沉积，Elastica van Gieson 染色为黑褐色，可见弹性纤维染色沉积（**图5**）。HE染色与淀粉样蛋白类似，但 Congo red 染色阴性，排除淀粉样变性[22]。此病的发病机制尚不明确，但考虑可能为组织受到某种刺激，导致黏膜下层血管变性后逐步进展所致[23]。

　　软化斑是主要发生在泌尿系统的罕见肉芽肿性疾病，也有的发生在大肠。究其原因，可能是由于大肠菌的慢性感染导致巨噬细胞的吞噬能力下降所致。

　　组织学上表现为含有嗜酸性颗粒状细胞质的大巨噬细胞（Hansemann's cell）聚集和特征性的细胞内外出现伴有钙铁沉积的层状同心圆结构的小球（Michaelis-Gutmann body）[24]。

　　大肠黏膜呈现弥漫性黑色不是所谓大肠黑变病的黑色素，而是因脂褐素沉积而形成的"假黑变病"。也罕见有呈现局限性黑斑的"真黑变病"的存在。组织学上可见沿着隐窝上皮基底膜分布的含黑色素的黑色素细胞。直肠黑色素瘤与肛门扁平上皮不连续，因其周围的直肠黏膜也经常呈现"真黑变病"，提示是在化生性黑变病基础上发生的直

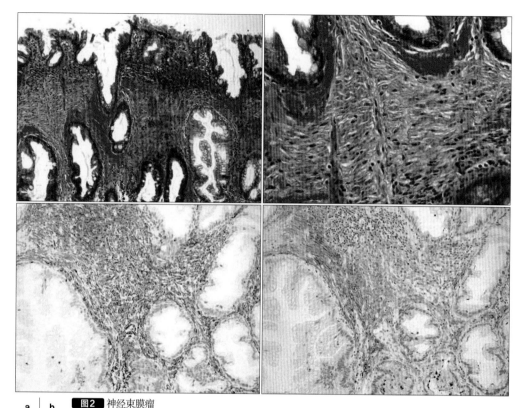

a	b
c	d

图2 神经束膜瘤

a 可见在锯齿状隐窝的黏膜固有层下方，纺锤形细胞密集增生且边界不清。

b 纺锤形细胞有卵圆形~短纺锤形核及弱嗜酸性细胞质。

c vimentin 阳性。

d EMA 阳性。

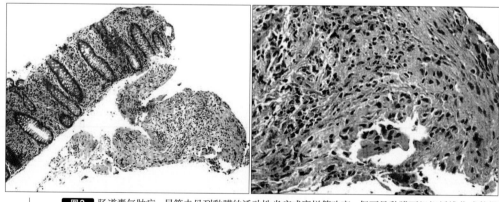

a	b

图3 肠道囊气肿病，尽管未见到黏膜的活动性炎症或糜烂等改变，但可见黏膜下组织纤维化或伴慢性炎症的肉芽肿（**a**），黏膜下层肉芽肿是由异物巨细胞聚集而成（**b**）。

肠黑色素瘤。

总结

对治疗方案没有影响的良性疾病进行活检诊断或者切除诊断，可能其临床意义不大。但正因为其罕见性，其临床意义也是不明确的，是否具有临床意义需要累积病例进行分析。认为"罕见"的病变也会因为对其存在或者特性的了解而逐渐

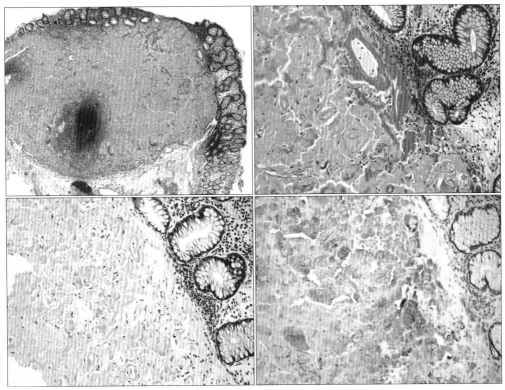

图4 孤立型淀粉样变性

a	b
c	d

a,b 上皮下可见嗜酸性无结构物质的块状沉积。

c Congo red 染色图像，阳性。

d amyloid P-component 阳性。另外，本病例 amyloid A-component 阴性。

被发现。笔者自身也在本文中列举了 1 例神经束膜瘤，之后的几个月内又发现了 4 例。本文所记载的"罕见"病变，在了解其病变特点的基础上，以发现这些疾病为契机，期待今后更多病例的积累、储备，据此明确疾病的形态或其临床意义。

参考文献

[1] 田中正則. 大腸の炎症性疾患—生検診断のアルゴリズム. 病理と臨 26:784-794, 2008

[2] 九嶋亮治, 松原亜季子. collagenous colitis の臨床病理学的特徴, 病態発生と鑑別診断. 胃と腸 44:1955-1965, 2009

[3] Shepherd NA, Warren BF, Williams GT, et al(eds). Morson and Dawson's Gastrointestinal Pathology, 5th ed. Blackwell, Oxford, 2013

[4] 八尾隆史, 平橋美奈子, 河野真二, 他. 特発性腸間膜静脈硬化症の病理からみた鑑別診断. 胃と腸 44:153-161, 2009

[5] Oya M, Yao T, Tsuneyoshi M. Chronic irradiation enteritis : its correlation with the elapsing time interval and morphologic change. Human Pathol 27:774-781, 1996

[6] 佐々木達, 落合利彰, 原田直彦, 他. 免疫不全〔無γグロブリン血症を含む〕—多発大腸潰瘍を認めた分類不能型免疫不全症の1例. 胃と腸 38:573-577, 2003

[7] 檜沢一興, 飯田三雄, 八尾隆史, 他. Cowden病と結節性硬化症における臨床像と消化管病変. 胃と腸 28:1279-1293, 1993

[8] Matake H, Matsui T, Yao T, et al. Long pedunculated colonic polyp composed of mucosa and submucosa : proposal of a new entity, colonic muco-submucosal elongated polyp. Dis Colon Rectum 41:1557-1561, 1998

[9] Nakamura S, Kino I, Akagi T. Inflammatory myoglandular polyps of the colon and rectum : a clinicopathological study of 32 pedunculated polyps, distinct from other types of polyps. Am J Surg Pathol 16:772-779, 1992

[10] 八尾隆史, 恒吉正澄. sm癌診断におけるdesmoplastic reactionの意義—偽浸潤〔pseudocarcinomatous invasion〕と癌性浸潤〔carcinomatous invasion〕との違い. 早期大腸癌 4:187-191, 2000

[11] 八尾隆史, 江崎幹宏, 古賀秀樹, 他. cap polyposisの病理組織学的特徴—黏膜脱症候群との比較. 胃と腸 37:631-639, 2002

[12] Fenoglio-Preiser CM. Noffsinger AE, Stemmermann GN, et al. Gastrointestinal Pathology—An Atlas and Text, 3rd ed. Lippincott Willims & Wilkins, a Wolters Kluwer, Philadelphia, p 866,

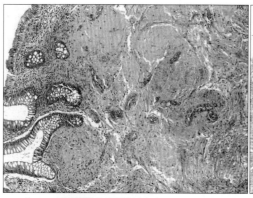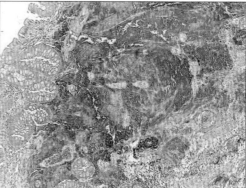

<table>
<tr><td>a</td><td>b</td></tr>
</table>

图5 弹性纤维性息肉

a 由非肿瘤性上皮覆盖，从黏膜肌层到黏膜下层可见发蓝的嗜酸性无结构物质或者细纤维性物质的块状沉积。

b Elastica van Gieson 染色图像呈黑褐色，显示弹性纤维染色的沉积。

2012

[13] Morson BC. Colour Atlas of Gastrointestinal Pathology. Oxford University Press, Oxford, p 277, 1988

[14] Lazarus SS, Trombetta LD. Ultrastructural identification of a benign perineurial cell tumor. Cancer 41:1823–1829, 1978

[15] Hornick JL, Fletcher CD. Intestinal perineuriomas：clinicopathologic definition of a new anatomic subset in a series of 10 cases. Am J Surg Pathol 29:859–865, 2005

[16] Groisman GM, Polak-Charcon S. Fibroblastic polyp of the colon and colonic perineurioma：2 names for a single entity? Am J Surg Pathol 32:1088–1094, 2008

[17] Agaimy A, Stoeher R, Vieth M, et al. Benign serrated colorectal fibroblastic polyps／intramucosal perineuriomas are true mixed epithelial-stromal polyps（hybrid hyperplastic polyp／Mucosal perineurioma）with frequent BRAF mutations. Am J Surg Pathol 34:1663–1671, 2010

[18] 宗本義則, 海崎泰治, 林田有一, 他. 集簇性の乳頭状隆起を呈した腸管子宮内膜症の1例. 胃と腸 40:239–244, 2005

[19] Gagliardi G, Thompson IW, Hershman MJ, et al. Pneumatosis coli：a proposed pathogenesis based on study of 25 cases and review of the literature. Int J Colorectal Dis 11:111–118, 1996

[20] 山根建樹, 加藤弘之, 中村眞, 他. 特異な形態を呈し出血をきたした大腸アミロイドーシスの1例. 日消誌98:533-537, 2001

[21] 野田久嗣, 小笠原尚高, 伊藤義昭, 他. 黏膜下腫瘍樣形態を呈した直腸孤立型ALアミロイドーシスの1例. 胃と腸 49:359–364, 2014

[22] Goldblum JR, Beals T, Weiss SW. Elastofibromatous change of the rectum. A lesion mimicking amyloidosis. Am J Surg Pathol 16:793-795, 1992

[23] Ishida M, Iwai M, Kagotani A, et al. Elastofibromatous change of the intestine：report of four lesions from three patients with review of the literature. Int J Clin Exp Pathol 15:2291-2297, 2014

[24] 大泉弘子, 鈴木岳, 斎藤雅雄, 他. 大腸マラコプラキアの1例. 胃と腸 33:97-102, 1998

Summary

Histological Diagnosis of Rare Diseases of the Colon and Rectum Using Biopsy Specimens —the Pathologist's Point of View

Takashi Yao[1], Yuki Fukumura,
Takashi Murakami[2], Harumi Saeki[3],
Jun Nakahodo[1], Satsuki Kishikawa

Many rare benign diseases occur in the large intestine. Although tissue sampling may aid diagnosis, to effectively utilize biopsy procedures, it is necessary to know the diseases that may be definitively diagnosed by biopsy. This requires familiarity with the histological features of mucosal tissue in each disease.

Of the inflammatory diseases, collagenous colitis and lymphocytic colitis require biopsy for definitive diagnosis. Several other conditions can exhibit histological signs of disease, but diagnosis by biopsy is ineffective without the understanding of their characteristics. Biopsies are useful in distinguishing many epithelial tumor-like lesions（non-neoplastic polyps）from neoplastic lesions. Because mucosal tissue often exhibits similar histological features in different disease processes, it is difficult to make a definitive diagnosis based on mucosal biopsy alone. Non-epithelial tumors may be diagnosed once a part of the lesion is biopsied; however, misdiagnosis is a possibility if appropriate immunostaining is not performed.

In this article, we will focus on the rare colorectal diseases yielding useful diagnostic biopsies, and will present the histological features of some less familiar lesions. I would like to think that by familiarizing you with these unusual conditions, they may be more easily recognized in the future.

[1] Department of Human Pathology, Juntendo University Graduate School of Medicine, Tokyo

[2] Department of Gastroenterology, Juntendo University School of Medicine, Tokyo

[3] Department of Pathology and Oncology, Juntendo University School of Medicine, Tokyo

Cowden 病

米野 和明[1]　　　　岩男 泰[2]

[1] 独立行政法人地域医療機能推進機構埼玉メ
ディカルセンター消化器内科
〒330-0074 さいたま市浦和区北浦和4丁目9-3
[2] 慶應義塾大学病院予防医療センター

关键词　　Cowden 病　消化道息肉病　PTEN

疾病的概念

Cowden 病最初是于 1963 年由 Lloyd 等[1] 报道的，之后作为全身性的多发错构瘤综合征而确立起来的概念。疾病名称源自于患者的姓名。是 10 号染色体长链上的抑癌基因 PTEN (phosphatase and tensin homolog deleted on chromosome 10) 异常[2] 引起的常染色体显性遗传病，但孤发病例也不少[3]。关于发病率的报道是 20 万人中 1 人发病[4]。由于 PTEN 存在各种各样的上皮细胞，因此多发包含三胚层来源癌的肿瘤性病变[5]。尤其乳腺癌、甲状腺癌的发生率较高，也报道了卵巢癌、子宫癌等妇科肿瘤、肾细胞癌、膀胱癌和皮肤癌等[5]。肿瘤性病变以外也可见到血管畸形。诊断标准是参照 NCCN（National Comprehensive Cancer Network） 的 Genetics/ High Risk Cancer Surveillance Panel 定义[6]，涉及皮肤病变、多脏器的肿瘤性病变等，分为病理学标准 (Pathognomonic) / 主要标准 (Major) / 次要标准 (Minor criteria) 3 个类别，根据各个类别的组合进行判断。需要鉴别的疾病包括衣原体直肠炎、淋巴滤泡性直肠炎等。

疾病的特征和鉴别诊断

几乎全部病例可见颜面部或体表的小丘疹，口腔内有乳头状瘤，四肢末端的角化症等皮肤黏膜病变。对于消化道，其特征是波及全消化道的息肉病[7]，组织上包括错构息肉、增生性改变、神经节细胞瘤和腺瘤等多种类型。大肠可见比较均一的半球状小隆起，尤其具有从直肠到乙状结肠的密集存在倾向 (**图 1**)。隆起部表面光滑，顶部未见凹陷或者糜烂。衣原体直肠炎表现为所谓的秋葵样黏膜，其特征性所见是伴有点状发红的淋巴滤泡性炎症。有时伴有白苔，或者镜检时可见接触性出血，与淋巴滤泡性直肠炎形态类似，但是病变主要分布在直肠，近距离观察可见顶部有糜烂，可以判断为淋巴滤泡增殖。多发性淋巴瘤性息肉病 (multiple lymphomatous polyposis，MLP) 在全消化道分布，但隆起大小不同、具有黏膜下肿瘤样特点等，根据大肠分布和形状可进行鉴别。

食道内多发的大小不同，弥漫性扁平状白色隆起 (**图 2**)，组织病理上与糖原棘皮病相同。不同于其他的消化道息肉病引起的食道病变，具有高度

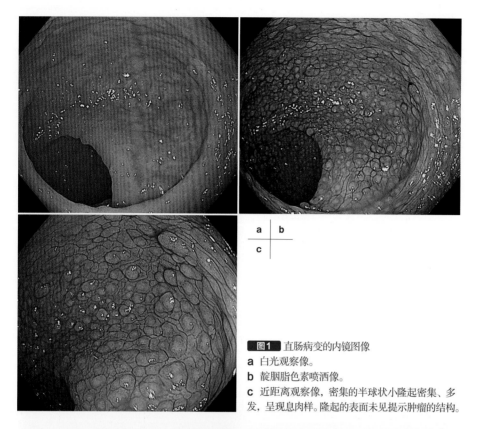

图1 直肠病变的内镜图像

a 白光观察像。

b 靛胭脂色素喷洒像。

c 近距离观察像，密集的半球状小隆起密集、多发，呈现息肉样。隆起的表面未见提示肿瘤的结构。

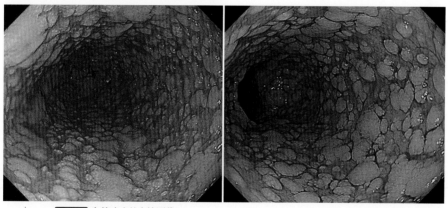

图2 食管病变的内镜图像

a 白光观察像。

b 靛胭脂色素喷洒像，多发大小不等的扁平白色隆起，呈弥漫性扩张。组织病理学上与糖原棘皮病相同。

特异性特征所见。胃内可见增生形成的小息肉呈弥漫性多发、密集分布 **（图3）**。

治疗方案

消化道息肉病不用根治，通常也不用治疗。消化道癌的发病风险不高的话，内镜随诊和健康者可同等对待[3]。另一方面，有必要对全身癌症进行监控，尤其是乳腺癌、甲状腺癌，有必要进行定期检查。

参考文献

[1] Lloyd KM, Dennis M. Cowden's disease: a possible new symp-

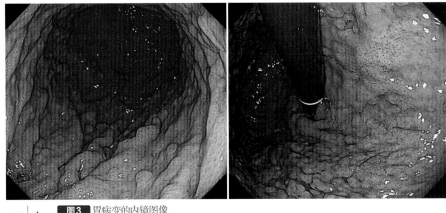

图3 胃病变的内镜图像

a 白光观察像。

b 靛胭脂色素喷洒像，多发弥漫性小隆起，密集存在。组织病理学为增生性改变。

tom complex with multiple systemic involvement. Ann Intern Med 58:136–142, 1963

[2] Liaw D, Marsh DJ, Li J, et al. Germline mutations of the PTEN gene in Cowden disease, an inherited breast and thyroid cancer syndrome. Nat Genet 16:64–67, 1997

[3] 廣瀬靖光，魚住淳，土橋一代，他. 過誤腫性ポリポーシス —Cowden病の長期経過. 胃と腸 45:2085–2092, 2010

[4] Pilarski R. Cowden syndrome: a critical review of the clinical literature. J Genet Couns 18:13–27, 2009

[5] Bubien V, Bonnet F, Brouste V, et al. High cumulative risks of cancer in patients with PTEN hamartoma tumor syndrome. J Med Genet 50:255–263, 2013

[6] Riegert-Johnson DL, Gleeson FC, Roberts M, et al. Cancer and Lhermitte-Duclos disease are common in Cowden syndrome patients. Hered Cancer Clin Pract 8:6, 2010

[7] Coriat R, Mozer M, Caux F, et al. Endoscopic findings in Cowden syndrome. Endoscopy 43:723–726, 2011

主题病例

结肠黏膜－黏膜下拉长型息肉
(colonic muco–submucosal elongated polyp)

石原 裕士[1]   久部 高司   山冈 梨乃[2]   中马 健太

山崎 一朋[1]   八坂 达尚   久原 研二郎   大津 健圣[1,3]

长浜 孝[2]   平井 郁仁[1]   八尾 建史[2]   植木 敏晴[1]

松井 敏幸[4]   田边 宽[5]   岩下 明德   竹下 宗范[6]

[1] 福冈大学筑紫病院消化器内科
　〒818–8502筑紫野市俗明院1丁目1–1
　E–mail : ishiharanoyoume@gmail.com
[2] 同　内视镜部
[3] 戸畑共立病院消化器内科
[4] 福冈大学筑紫病院临床医学研究センター
[5] 同　病理部
[6] 竹下胃肠科·内科医院

关键词　CMSEP　有蒂息肉　非肿瘤性息肉　炎症性息肉　炎性息肉 (mucosal tag)

疾病的改变

结肠黏膜－黏膜下拉长型息肉 (colonic muco–submucosal elongated polyp, CMSEP) 是真武等[1]于1994年提出的疾病概念,表面被正常黏膜覆盖,有细长蒂,组织学上为黏膜下层水肿样的疏松结缔组织为主的大肠息肉。

疾病的特点和鉴别诊断

1. 疾病的特点

图像表现为被正常黏膜覆盖的非肿瘤性息肉,放大观察可见均一的蜂巢样规则的血管形态 (vascular pattern)。有特征性"毛笔样"细长蒂,另外头部为柔软易变形的"皱褶""脑回样"表现[1, 2]。

组织病理学上表面覆盖的正常黏膜没有异型或增生改变,黏膜下层主要为水肿样的疏松性结缔组织,可见扩张的静脉和淋巴管。即便是有慢性炎细胞浸润也只是轻度的,见不到正常的固有肌层。

发病机制尚不明确,推测可能是由于某种原因导致黏膜及黏膜下层局灶性隆起,随着肠蠕动而被拉伸的结果,最终形成细长蒂。

多数病例无临床症状,也有的因腹部不适或血便为契机而被发现,病灶越大越明显。

可见于大肠的各个节段,大小各异,最长的有报道是160mm[3]。Matake等[2]对其发病率进行了报道,摘除的大肠息肉中0.39%(10/2583 例病变)为CMSEP。

[病例]

患者:70多岁,男性。

主诉:无。

病史:附近就医发现便潜血阳性,行下消化道内镜检查,为了行降结肠息肉摘除,以治疗目的介绍到笔者所在医院就诊。

内镜所见　降结肠处可见直径约30mm的有细长蒂的隆起性病变。头部肿大、发红 (**图1a**)。靛胭脂染色可见蒂部有无名沟[4] (**图1b**)。NBI观察可见蜂巢状的规则血管形态 (vascular pattern),诊断为正常黏膜 (**图1c**)。

本病例因有特征性细长蒂,表面被非肿瘤性正常黏膜覆盖,因此诊断为CMSEP,进行内镜下摘除。

组织病理学所见　黏膜至黏膜肌层正常,黏

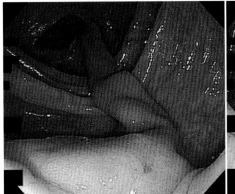
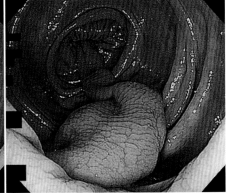
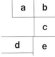
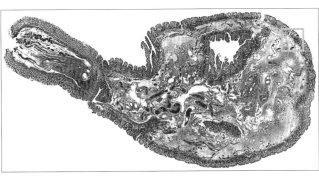
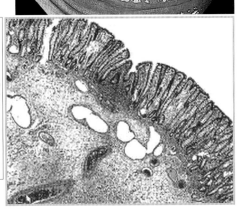

图1 [病例]

a 内镜图像。降结肠处可见直径约 30mm 被正常黏膜覆盖的有蒂病变，头部肿大。

b 靛胭脂色素喷洒图像。蒂部可见无名沟。

c NBI 观察图像。可见围绕腺管开口样的蜂巢状规则血管形态（vascular pattern）。

d,e 组织病理图像。从黏膜到黏膜肌层正常，可见黏膜下层有扩张的静脉和淋巴管，间质由水肿和疏松性结缔组织形成，几乎见不到炎细胞浸润。

膜下层可见扩张的静脉和淋巴管，间质由水肿和疏松结缔组织构成，几乎无炎细胞浸润（**图 1d, e**）。

2. 鉴别诊断

CMSEP 因其有特征性蒂，加之表面被正常黏膜覆盖，放大观察可见规则的蜂巢状血管形态（vascular pattern）像围绕腺管开口周围一样的特点，与肿瘤性病变容易鉴别。

作为非肿瘤性病变，炎症性息肉病与 CMSEP 类似，尤其是呈现炎性息肉（mucosal tag）形态，单发的情况内镜下很难鉴别（**图2**）。结合病史及背景黏膜的炎症性变化和是否多发的等进行判断有意义，但组织病理学上有明显的炎细胞浸润等特点与 CMSEP 不同。

有蒂的错构瘤息肉（hamartomatous inverted polyp）也需要与 CMSEP 相鉴别[5]（**图3**）。与 CMSEP 大体上极为类似，但头顶端可见轻度的凹陷黏膜。虽然是轻微的黏膜陷入所见，也是与 CMSEP 的鉴别要点。

另外，多呈现有蒂的错构瘤性 Peutz-Jeghers 型息肉，表面呈现ⅢL型或Ⅳ型和肿瘤样 pit 型

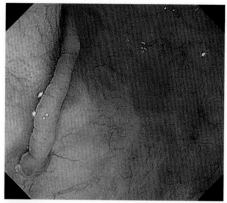

图2 缓解期溃疡性结肠炎 (ulcerative colitis, UC) 可见炎性息肉 (mucosal tag)
息肉有细长蒂,表面覆盖发红的正常黏膜,呈现 CMSEP 表现的毛笔样。背景黏膜多发瘢痕。

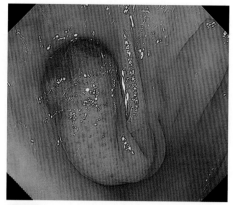

图3 直肠 RS 可见有蒂的错构瘤息肉 (hamartomatous inverted polyp)
虽然表现为与 CMSEP 类似的所见,但顶部伴有轻微的凹陷黏膜。

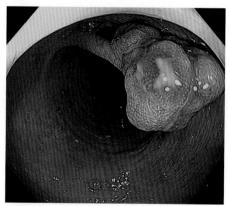

图4 乙状结肠可见 Peutz-Jeghers 型息肉
表面由扩张的类圆形管状结构构成。多呈现肿瘤样表面结构,头部和蒂部的边界清晰。

(pit pattern),表面有肿瘤样构造,与蒂部的边界清晰,可以进行鉴别 (**图4**)。

治疗方案

CMSEP 作为非肿瘤性息肉,未见癌变报道,

因此对于小病变没必要进行积极治疗。但也有报道说因病变较大而出现血便,以此作出诊断[6]。因此较大病变可考虑内镜下治疗。结合息肉的特征性所见或结构,在充分了解患者病史的基础上进行检查非常重要。

参考文献
[1] 真武弘明, 瀬尾充, 王恒治, 他. 黏膜と黏膜下層から成る長い有茎性ポリープの4例—colonic muco-submucosal elongated polyp(CMSEP)の提唱. 胃と腸 29:1330-1334, 1994
[2] Matake H, Matsui T, Yao T, et al. Long pedunculated colonic polyp composed of mucosa and submucosa:proposal of a new entity, colonic muco-submucosal elongated polyp. Dis Colon Rectum 41:1557-1561, 1998
[3] 大津健聖, 眞武弘明, 松井敏幸, 他. 炎症性ポリープとcolonic muco-submucosal elongated polyp(CMSEP). 臨消内科 26: 1623-1628, 2011
[4] 河野弘志, 鶴田修, 前山泰彦, 他. colonic muco-submucosal elongated poly. 胃と腸 48:1194-1195, 2013
[5] 久部高司, 青見賢明, 長浜孝, 他. 過誤腫性病変—内視鏡診断の立場から. 胃と腸 48:1118-1128, 2013
[6] 小篠洋之, 荒木靖三, 野明俊裕, 他. Colonic muco-submucosal elongated polyp(CMSEP) の1例. Gastroenterol Endosc 53: 3776-3782, 2011

主题病例

Cronkhite–Canada 综合征

平田 敬[1]   藏原 晃一   八板 弘树
大城 由美[2]   森下 寿文[1, 3]   渡边 隆[1, 4]
小林 广幸[1, 5]   江﨑 干宏[3]

[1] 松山赤十字病院胃腸センター
    〒790–8524 松山市文京町1
    E–mail : t.hirata@matsuyama.jrc.or.jp
[2] 同 病理診断科
[3] 九州大学大学院医学研究院病態機能内科学
[4] 福岡大学病院消化器内科
[5] 福岡山王病院消化器内科

关键词　Cronkhite-Canada 综合征　大肠病变　消化道息肉病　大肠息肉病　鉴别诊断

疾病的概念和免疫学特点

Cronkhite–Canada 综合征（Cronkhite–Canada syndrome, CCS）在 1955 年由 Cronkhite 和 Canada[1] 首次进行了报道。是在消化道息肉病基础上伴有脱毛、指甲萎缩和皮肤色素沉积等特征性皮肤症状的非遗传性疾病。至今为止全世界仅仅有 500 例左右的病例报道，是罕见的疾病，在日本的报道较多，大概占既往报道的六成以上。在 2013 年进行的全日本调查中，2000 年以后日本诊断为 CCS 的病例为 210 例，平均年龄 63.5 岁，男女比例为 1.84∶1，男性相对较多[2]。

CCS 的病因尚不明确，从病理状态来看可能是由于消化道息肉和炎症性改变导致蛋白漏出性胃肠病及吸收障碍引起的。因此，多表现为腹泻，约占 70%。本病的特征性皮肤症状有脱毛、指甲萎缩、皮肤色素沉积。在初诊时仅有 50% ~60% 病例有症状，在疾病初期不少病例缺乏皮肤症状[2]。各种皮肤所见在 60% ~80% 的病例的 CCS 诊断后的病程中相继出现，之后约 90% 的病例曾出现某种皮肤所见[2]。血液检查是低蛋白血症、低丙球蛋白血症、电解质紊乱、贫血等非特异性所见。

消化道合并症有消化道出血（约 10%）和肠套叠（约 5%）[2]。

CCS 同其他消化道息肉病一样，为全消化道多发的相同组织型息肉。组织病理学上 CCS 息肉为囊泡扩张性腺管为特征的错构瘤性息肉，伴有黏膜固有层显著水肿，炎细胞浸润等炎症所见。与其他的错构瘤性息肉病［幼年性息肉病，Peutz–Jeghers 综合征，PTEN 错构瘤综合征（Cowden 病）］不同，息肉间黏膜也有轻度改变，可见到同样的病理改变[3]。息肉好发于胃和大肠，食管病变比较罕见（约 12%）[2]。小肠病变约 50% 的病例可见上述所见，但与胃和大肠比较所见改变轻微。形态上多表现为半球状发红息肉呈地毯状密集存在[4–8]。

大肠病变的特征和鉴别诊断

CCS 的大肠病变特点是有黏液附着的发红无蒂到亚蒂的息肉密集存在。大肠病变与胃病变相比，每个息肉的体积略大，与胃病变的秋葵状（半球状小息肉）外观相比，大肠病变表现为草莓状（较大息肉）[2, 8]。大肠息肉虽然也分布于全大肠，但与胃病变相比，发生密度略低，也有不少病理呈散在性存在[2]。本病的特点是息肉之间的介在黏膜

(intervening mucosa) 发红、伴有水肿或者颗粒状改变或有黏液附着，但也有的大肠病变为轻微改变[2]。放大内镜观察，息肉部的 pit 型较正常略粗大，但结构比较完整，腺管开口部为主的部分发红、肿胀。另外，初看正常的介在黏膜上也可见到肿大的 pit pattern[9]。

鉴别诊断包括其他的错构瘤性息肉病［幼年性息肉病，Peutz-Jeghers 综合征，PTEN 错构瘤综合征（Cowden 病）］。幼年性息肉病的组织病理学上可见息肉部间质水肿和腺管囊泡样扩张等表现，仅仅从组织病理学上很难与 CCS 鉴别，但幼年性息肉病的介在黏膜是正常的[3]。Peutz-Jeghers 综合征约 65% 可见大肠病变，从数量上看有数十个左右散在性发病。表现为大隆起的有分叶倾向的有蒂息肉。放大观察可见管状或者脑回状的 pit pattern[10]。PTEN 错构瘤综合征（Cowden 病）是发生在乙状结肠至直肠的远端大肠的疾病，呈白色或者与周围同色的直径 2~5mm 的扁平小隆起密集存在，不同于 CCS 的发红[11, 12]。与非遗传性疾病 CCS 不同，这 3 种错构瘤性息肉病都是常染色体显性遗传病，确认家族史有助于鉴别。另外，Peutz-Jeghers 综合征和 PTEN 错构瘤综合征（Cowden 病）的特征性皮肤所见也是鉴别要点[12]。

治疗及大肠病变的处理

有少数未经治疗而自行缓解的病例报道，但大约九成的患者选择副肾上腺皮质激素（30~50mg/d）为主的治疗[2, 8]。

治疗初期治疗的反应较好，但也有不少难治性病例、慢性化病例（2015 年 7 月认定 CCS 为指定难治性病例）[2]。因激素的使用，最早发生改善的是腹泻症状，大概数月到半年左右，味觉异常、脱毛、指甲异常和色素沉积也得到改善。内镜下的息肉病改善大概需要 8 个月以上[2]。对于不能维持息肉消退的慢性活动性情况或者反复再发的情况，癌变的风险高，在内镜下确认息肉病改善情况后有必要进行副肾上腺皮质激素减量到维持量、中止等调整[2]。针对难治性病例，也有报道选择免疫调节剂或抗 TNF-α 拮抗剂可以改善临床症状或息肉病状态[13]。

CCS 的内镜治疗或外科治疗主要是针对合并腺瘤或癌的情况。CCS 诊断时及诊断后合并的大肠腺瘤、大肠癌，分别为大肠腺瘤 15%~70%、大肠癌 15%~20%，过半数为与 CCS 诊断同时发现[2, 14]。像这样，有不少病例在 CCS 诊断时已经合并癌，但由于很多的息肉和发红水肿样的介在黏膜存在，导致很难做出肿瘤性疾病的诊断，为了早期发现，有必要应用药物治疗引起息肉退缩，介在黏膜的发红水肿改善后，再次行内镜进行详细观察。也有虽然没有临床症状的复发，但有内镜下发现息肉病复发的病例报道，为了早期发现复发和癌，有必要定期随访。

自身经历病例的提示

[病例 1]　患者：40 多岁，男性。

以 10 次 /d 以上的水样腹泻和味觉障碍为主诉来院。可见脱发（图 1a），颜面、四肢皮肤色素沉积及手指指甲萎缩（图 1b）。血液检查示轻度低白蛋白血症（3.2g/dl）。灌肠 X 线造影检查可见大肠整体上密集存在的大小不等的类圆形透亮影（图 1c ~ f）。大肠镜检查可见从盲肠到直肠密集存在的发红无蒂隆起，介在黏膜呈发红、颗粒状改变（图 1g ~ i）。

[病例 2]　患者：50 多岁，男性。

以持续性水样腹泻和体重减轻（72kg → 56kg）3 个月为主诉来院。可见手指的皮肤色素沉积和指甲异常。

行大肠镜检查时，发现全大肠多发、散在的扁平发红的息肉。介在黏膜可见颗粒状改变和黏液附着（图 2a ~ e）。息肉活检组织病理可见缺乏异型的腺管增生和囊泡样扩张（图 2f）。加用 PSL 30mg/d 开始治疗后慢慢改善，但随着 PSL 的减量腹泻症状反复，因此使用了硫唑嘌呤进行维持治疗。治疗开始 3 年后，行大肠镜检查息肉病消退。

总结

本文针对 CCS 的大肠病变结合自身经历的病例提示进行了概述。CCS 多以腹泻症状为主，另外，发病初期也有不少病例缺乏皮肤症状，因此大肠

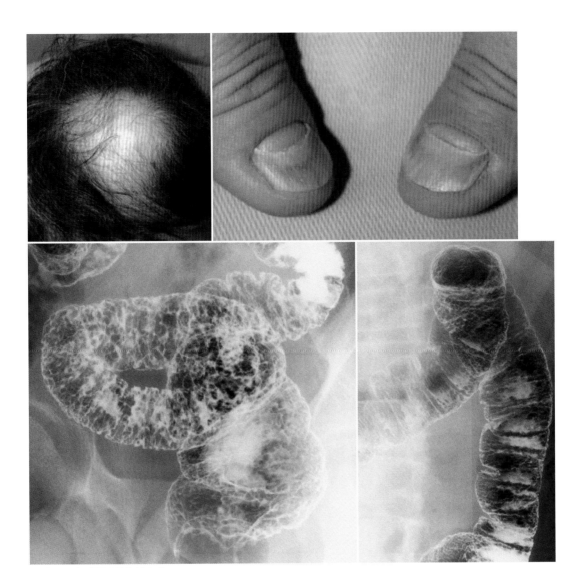

a	b
c	d

图1 ［病例1］

a,b 皮肤所见（**a**：脱发，**b**：有意思的指甲萎缩）。

c,d 灌肠 X 线造影所见（**c**：直肠~乙状结肠，**d**：降结肠~远端横结肠，可见大肠全区域的大小不等边缘不规则的透亮影，伴皱褶肿大）。

镜检查非常重要。希望大家能够对本病的特征性组织病理学所见和大肠内镜所见有所了解。

参考文献

[1] Cronkhite LW Jr, Canada WJ. Generalized gastrointestinal polyposis ; an unusual syndrome of polyposis, pigmentation, alopecia and onychatrophia. N Engl J Med 252:1011-1015, 1955

[2] Watanabe C, Komoto S, Tomita K, et al. Endoscopic and clinical evaluation of treatment and prognosis of Cronkhite-Canada syndrome : a Japanese nationwide survey. J Gastroenterol 51:327-336, 2016

[3] 渡辺英伸, 味岡洋一, 西倉健, 他. 消化管ポリポーシスの病理. 胃と腸 35:293-300, 2000

[4] 今村哲理, 栃原正博, 安保智典, 他. Cronkhite-Canada 症候群. 胃と腸 35:361-366, 2000

[5] 藤田浩史, 平田一郎. Cronkhite-Canada 症候群. 胃と腸 47:807, 2012

[6] 松本主之, 檜沢一興, 中村昌太郎, 他. 消化管ポリポーシスの内視鏡診断. 胃と腸 35:285-292, 2000

[7] 梅野淳嗣, 前畠裕司, 中村昌太郎, 他. 消化管ポリポーシスと胃病変. 胃と腸 47:1257-1269, 2012

[8] 森下寿文, 蔵原晃一, 八板弘樹, 他. 非腫瘍性疾患：Cronkhite-Canada 症候群の胃病変. 胃と腸 50:806-809, 2015

[9] 岸昌廣. 画像診断道場：Cronkhite-Canada syndrome. 胃と腸

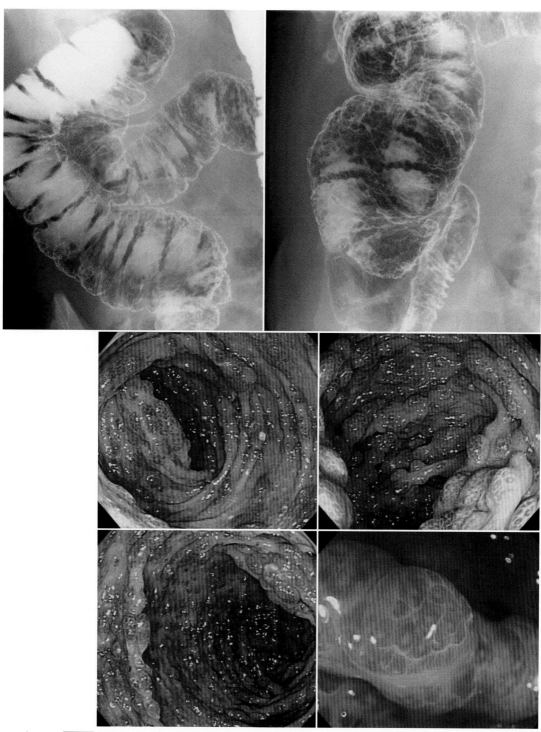

图1 (续)

e	f
g	h
i	j

e,f 灌肠 X 线造影所见 （**e**：近端横结肠~升结肠，**f**：盲肠。大肠全区域可见大小不等、边缘不规则的透亮影，也伴有褶皱肿大）。

g～j 大肠内镜所见 [**g**：升结肠，**h**：横结肠 （色素喷洒图像），**i**：乙状结肠 （色素喷洒图像），**j**：乙状结肠近距离图像。全大肠可见发红的无蒂隆起密集存在，介在黏膜发红，伴水肿]。

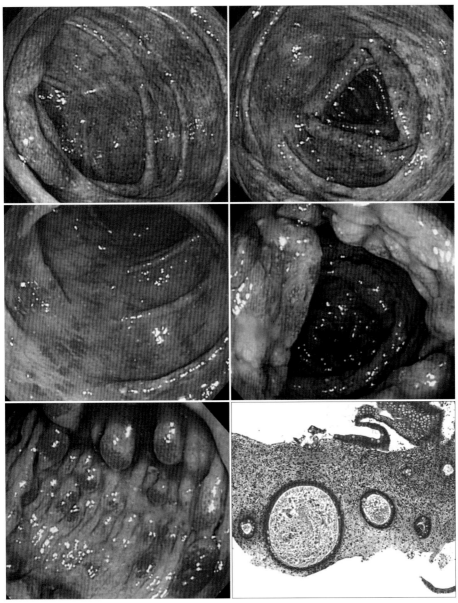

a	b
c	d
e	f

图2 [病例2]

a～e 大肠内镜所见 [**a**: 升结肠 (色素喷洒图像)，**b**: 横结肠 (色素喷洒图像)，**c**: 降结肠，**d**: 乙状结肠 (色素喷洒图像)，**e**: 乙状结肠近距离图像 (色素喷洒图像)。全大肠散在发红息肉，介在黏膜颗粒状改变，伴黏液附着]。

f 组织病理学所见 (乙状结肠息肉活检)。可见缺乏异型的腺管增生和囊泡状扩张。

47:1722-1725, 2012

[10] 多田正大，管田信之，清水誠治. Peutz-Jeghers症候群. 胃と腸 35:342-348, 2000

[11] 藤澤聖，松本主之，中村昌太郎，他. Cowden病. 胃と腸 38:465-472, 2003

[12] 坂本博次，矢野智則，砂田圭二郎. 過誤腫性ポリポーシス. 日消誌 114:422-430, 2017

[13] Sweetser S, Ahlquist DA, Osborn NK, et al. Clinicopathologic features and treatment outcomes in Cronkhite-Canada syndrome：support for autoimmunity. Dig Dis Sci 57:496-502, 2012

[14] 松井佐織，氣比恵，阿南会美，他. 同時多発性に早期大腸癌と腺腫を合併したCronkhite-Canada症候群の1例. 日消誌 108:778-786, 2011

主题病例

神经束膜瘤（perineurioma）

村上 敬[1, 2]　　八尾隆史[2]　　坂本 直人[1]　　田岛 让

福岛 浩文　　松本 弘平　　立之 英明　　上山 浩也

松本 健史　　涉谷 智义　　长田 太郎　　渡边 纯夫

[1] 顺天堂大学医学部消化器内科
　〒113-8421 东京都文京区本乡2丁目1-1
　E-mail : t-murakm@juntendo.ac.jp
[2] 顺天堂大学大学院医学研究科人体病理病態学

关键词　神经束膜瘤（perineurioma）良性成纤维细胞息肉（benign fibroblastic polyp）大肠息肉

疾病的概念

神经束膜瘤（perineurioma）是发生在软组织和神经的罕见良性末梢神经鞘肿瘤，可发生在消化道，尤其是大肠。2004 年 Eslami-Varzaneh 等[1]报道了发生在大肠，尤其是乙状结肠、直肠的良性成纤维细胞息肉（benign fibroblastic polyp, BFP），表现为黏膜内伴有成纤维细胞样纺锤形细胞增殖的息肉。之后，组织病理学及免疫组织化学显示 BFP 同 perineurioma 呈现相同的特点[2]，现在认为 BFP 和 perineurioma 是同种病变。至今无复发或者转移的报道，认为是良性肿瘤[1, 3, 4]。

疾病的特点和鉴别诊断

1. 临床特点

大肠 perineurioma 有时候是在给无症状患者进行下部消化道内镜筛查时，偶然在远端结肠发现的疾病，但至今也有不少报道。其发病率是大肠息肉的 0.10%～1.46%[1, 3, 4]。患者年龄范围广，37～84 岁（平均 60 岁），女性略多[1, 3, 4]。另外，perineurioma 患者也常常合并管状腺瘤、增生性息肉、SSA/P（sessile serrated adenoma/polyp）等

其他息肉病[5]。

关于其内镜特点没有详细的报道，但多呈现为孤立性的无蒂息肉或黏膜下肿瘤（SMT）外观[1, 3, 4]，大息肉 2～15mm（平均 4.5mm）和小息肉多发[4]。

2. 组织病理学、免疫组织化学特点

组织病理学上，类圆形到短纺锤形核和细胞边界不清，由包含淡染细胞质的纺锤形细胞组成。无细胞异型或核分裂像。黏膜表面不伴有糜烂，炎细胞浸润也往往是轻度的。另外，也有的表现为上皮过度增生[1, 3, 4]。

免疫组织化学上，纺锤形细胞的 vimentin、EMA、GLUT-1 阳性，约半数病例 claudin-1 阳性[6, 7]。c-kit、CD34、SMA、S-100 蛋白阴性[6, 8]。此外，Ki-67 阳性率低（< 1%）[3, 4]。

3. 鉴别诊断

需要与由纺锤形细胞构成的其他肿瘤鉴别，如平滑肌瘤，胃肠道间质瘤（gastrointestinal stromal tumors, GIST）、神经纤维瘤、神经鞘瘤和炎性纤维性息肉（inflammatory fibroid polyp, IFP）等。

通过组织病理学就可以与这些疾病进行鉴别，如果进行免疫组织化学染色的话就更容易鉴别了。平滑肌瘤的 SMA 呈弥漫性强阳性，GIST 的 c-kit

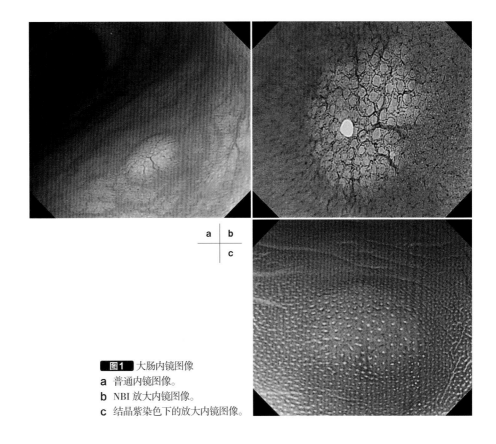

图1 大肠内镜图像

a 普通内镜图像。

b NBI 放大内镜图像。

c 结晶紫染色下的放大内镜图像。

和 CD34 阳性。另外，神经纤维瘤和神经鞘瘤的 S-100 强阳性也是鉴别要点。IFP 有嗜酸细胞和淋巴细胞等炎细胞浸润、小血管增生及其周围的纺锤形细胞呈同心圆样（onion-like）排列等，加上特征性的组织病理学所见，结合 CD34 阳性、c-kit 阴性来鉴别[1, 3, 4]。但是，通常与纺锤形细胞肿瘤进行鉴别时，往往很少用 EMA、GLUT-1、claudin-1 等特异性标志物进行免疫组织化学染色，一般常用的标志物（vimentin、c-kit、CD34、SMA、S-100）中，只有 vimentin 为阳性而其他标志物都为阴性，因此也可能诊断为纤维瘤或者单纯纤维化。正如前述，perineurioma 被认为是一种良性肿瘤，即便是误诊，对于临床也没有太大影响。

4. 分子遗传学特点

Agaimy 等[5]对伴有表层过度增生的 perineurioma 进行了分析，报道了行 hMLH1 免疫组织化学染色未见低下。另外，利用纤维解剖方法分离过度增殖的上皮，几乎未发现 KRAS 突变，另一方面可见 BRAF-V600E 突变高发，约 60%。这与普通的过度增生性息肉相同，提示 perineurioma 与过度增生性息肉相关联。但是，存在于间质的纺锤形肿瘤为主的分子遗传学特点尚不明确，有待以后进一步分析。

[病例（笔者自身经历的病例）]

患者：40 多岁，男性。

因便潜血阳性行大肠镜检查时，发现乙状结肠处大小约 3mm 的褐色改变的平滑 SMT（**图 1a**）。表面光滑，顶部未见糜烂或凹陷等改变。

NBI 放大内镜观察，可见在蜂巢（honey comb）样规则排列的血管样背景基础上，呈放射状延伸的略粗的树枝状血管（**图 1b**）。结晶紫染色下行放大内镜观察，可见表面由略伸展的 I 型 pit 型构成，与周围边界不清（**图 1c**）。以 SMT 诊断性治疗为目的行 EMR。

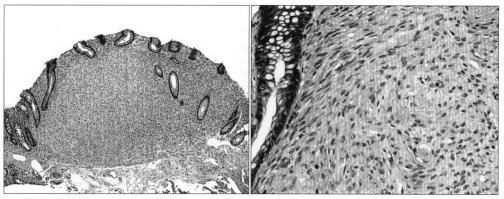

a | b

图2 组织病理学所见
a 低倍放大图像。
b 高倍放大图像。

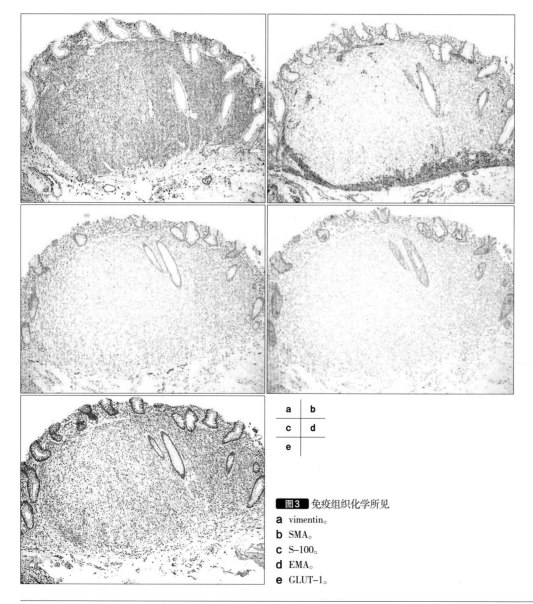

a | b
c | d
e |

图3 免疫组织化学所见
a vimentin。
b SMA。
c S-100。
d EMA。
e GLUT-1。

组织病理学上可见黏膜固有层伴无异型细胞增殖的结节样病变，表面伴隐窝减少（**图2a**）。高倍放大像可见卵圆形~纺锤形核及细胞边界不清，由含淡染细胞质的纺锤形细胞构成，细胞间可见细小的嗜酸性纤维基质（**图2b**）。免疫组织化学染色上，肿瘤细胞 EMA 阴性，但有弥漫性的 vimentin 和 GLUT-1 阳性，进一步检测 SMA 和 S-100 阴性（**图3**）。根据以上所见，诊断为 perineurioma。

治疗方案

仅通过内镜所见进行诊断困难，多以诊断性治疗为目的行内镜治疗，但并没有明确的指南。另外，因伴有上皮的过度性增生改变，推测有可能也有不少病例作为增生性息肉进行了随访。今后要多积累这方面病例，期待将来能够明确该病的重要性和意义。

参考文献

[1] Eslami-Varzaneh F, Washington K, Robert ME, et al. Benign fibroblastic polyps of the colon：a histologic, immunohistochemical, and ultrastructural study. Am J Surg Pathol 28：374-378, 2004

[2] Zamecnik M, Chlumska A. Perineurioma versus fibroblastic polyp of the colon. Am J Surg Pathol 30：1337-1339, 2006

[3] Kalof AN, Pritt B, Cooper K, et al. Benign fibroblastic polyp of the colorectum. J Clin Gastroenterol 39：778-781, 2005

[4] Huber AR, Shikle JF. Benign fibroblastic polyps of the colon. Arch Pathol Lab Med 133：1872-1876, 2009

[5] Agaimy A, Stoehr R, Vieth M, et al. Benign serrated colorectal fibroblastic polyp／intramucosal perineuriomas are true mixed epithelial-stromal polyps(hybrid hyperplastic polyp／mucosal perineurioma)with frequent BRAF mutations. Am J Surg Pathol 34：1663-1671, 2010

[6] Hornick JL, Fletcher CD. Intestinal perineuriomas：clinicopathologic definition of a new anatomic subset in a series of 10 cases. Am J Surg Pathol 29：859-865, 2005

[7] Zamecnik M, Chlumska A. Fibroblastic polyp of the colon shares features with Vanek tumor. Am J Surg Pathol 28：1397-1398, 2004

[8] Rittershaus AC, Appelman HD. Benign gastrointestinal mesenchymal BUMPS：a brief review of some spindle cell polyps with published names. Arch Pathol Lab Med 135：1311-1319, 2011

化脓性肉芽肿 (pyogenic granuloma)

大庭 宏子[1]　　大川 清孝　　焦 光裕　　小野 洋嗣
宫野 正人　　上田 涉　　山口 誓子　　青木 哲哉
仓井 修　　小野寺 正征[2]

[1] 大阪市立十三市民病院消化器内科
　〒532-0034 大阪市淀川区野中北2丁目12-27
[2] 市立川西病院病理诊断科

关键词　pyogenic granuloma　大肠肿瘤

疾病的概念

化脓性肉芽肿 (pyogenic granuloma) 是 1897 年由 Poncet 和 Dor[1] 首次报道的疾病，也叫脓原性肉芽肿、肉芽组织型血管瘤、lobular capillary heman gioma[2, 3] 等。是皮肤及黏膜的结缔组织产生的隆起性肉芽样病变，在皮肤科、口腔外科领域经常被报道。

化脓性肉芽肿通常从婴幼儿到老年人都可发病，年龄范围较广，无发生率的差异。无性别差异，但与孕妇的牙龈发生的妊娠肉芽肿 (granuloma gravidarum) 的病理学改变相同，因此有报道提示本病的发病可能与女性激素相关[4]。病因认为与感染、外伤、慢性刺激等局部因子有关。消化道中以食管的报道多见，罕见发生在大肠的病例报道。对医学中央杂志的报道进行检索，截止 2016 年的大肠病例，包含该病例在内共有 26 例。大肠病例多以血便、贫血等症状被发现。

疾病的特点和鉴别诊断

[病例]

患者：70 多岁，女性。

主诉：血便。

病史：因反复发作的不伴有腹痛的血便，介绍到笔者所在医院就诊，行下消化道内镜检查时，发现乙状结肠处有 20mm 的有蒂病变。肿瘤的头部大部分覆有白苔（**图 1a**）。基底部的一部分为红色（**图 1b**）。白苔用水洗不脱落，色素内镜（靛胭脂）观察无黏膜结构，也未见异常血管等改变（**图 1c**）。因活检无法确诊而行 ESD 手术。切除标本大部分为黏膜脱落覆盖白苔，有一部分为发红部位（**图 1d，**箭头）。

组织病理学示肿瘤表面黏膜脱落（**图 1e**）。以黏膜下层为中心见血管增生（**图 1f**），包含嗜中性粒细胞的炎细胞浸润（**图 1g**），诊断为化脓性肉芽肿。

化脓性肉芽肿的特征性内镜所见是有蒂～亚蒂的隆起性病变，表面多呈现红色。多数表现为部分伴有白苔，该白苔是纤维蛋白和炎细胞形成的渗出物，不容易洗脱[5]。伴发红和白苔的有蒂性肿瘤是本病的特点，食管病变多表现为这种形态。大肠病变的报道非常罕见，包括本病例在内没有典型的内镜所见。本病例大部分的部位覆盖有白苔，内镜不能做出本病的诊断。切除标本的肉眼观察可见发红部位为头部的一部分，如果内镜下能够取得此图像可诊断此病。一般与化脓性肉芽肿鉴别的

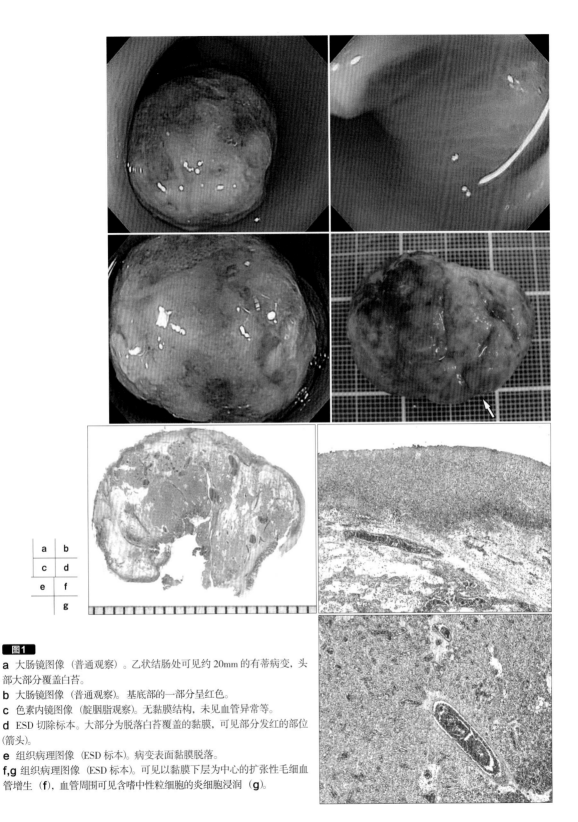

图1

a 大肠镜图像（普通观察）。乙状结肠处可见约 20mm 的有蒂病变，头部大部分覆盖白苔。

b 大肠镜图像（普通观察）。基底部的一部分呈红色。

c 色素内镜图像（靛胭脂观察）。无黏膜结构，未见血管异常等。

d ESD 切除标本。大部分为脱落白苔覆盖的黏膜，可见部分发红的部位（箭头）。

e 组织病理图像（ESD 标本）。病变表面黏膜脱落。

f,g 组织病理图像（ESD 标本）。可见以黏膜下层为中心的扩张性毛细血管增生（**f**），血管周围可见含嗜中性粒细胞的炎细胞浸润（**g**）。

疾病是血管瘤[6]或炎症纤维性息肉 (inflammatory fibroid polyp)[7] 等。像本病例这样表面几乎脱落的情况，需要与恶性肿瘤（黏液癌、低分化癌）或脂肪瘤等进行鉴别。

组织病理上，表层伴有炎细胞浸润的毛细血管增生和显著扩张，基底部毛细血管内皮细胞增殖呈小叶状，呈现肿瘤性改变。另外，随着病期的不同表现也不同，有报道显示幼稚期表现为毛细血管增殖和扩张显著的肉芽组织，但随着慢性化，变为以结缔组织为主的纤维性病变[8]。

治疗方案

治疗上因易出血而导致切除不完全，故容易复发，因此原则上需要进行完全切除。但是，也有不少报道表明消化道病变的自然消退或内镜下息肉切除术 (polypectomy) 或 EMR 治疗。

应当尽量选择低侵袭性的治疗方法。但是，也有 EMR 后复发的病例报道[9]，如果向黏膜内或黏膜下层进展，则切除可能性高的 ESD 也是有效的治疗方法之一。复发的病例或者内镜不能治疗的病例可考虑外科切除。也有报道浸润至固有肌层的病例，希望在进行内镜治疗的时候先行利用超声内镜判断病变的深度。无在消化道区域复发率的相关报道，但在口腔外科领域的复发率为 2.4% ~16.0%[8]。因此应当加强对疾病进程的仔细观察。

参考文献

[1] Poncet A, Dor L. Botryomycose humaine. Rev Chir Paris 18:996, 1897
[2] Yao T, Nagai E, Utsunomiya T, et al. An intestinal counterpart of pyogenic granuloma of the skin. A newly proposed entity. Am J Surg Pathol 19;1054–1060, 1995
[3] 辻口比登美, 天津孝, 正木秀博, 他. 胃に発生したpyogenic granulomaの1例. Gastroenterological Endoscopy 35;2916–2921, 1993
[4] 田中まり, 北吉光, 西村雅恵, 他. 妊娠中に生じたpyogenic granulomaの3例. 皮膚 39;181–185, 1997
[5] 佐野村誠, 佐々木有一, 江頭由太郎, 他. pyogenic granuloma. 胃と腸 48;1198–1199, 2013
[6] 新井俊文, 門馬久美子, 川田研郎, 他. 食道に発生したpyogenic granulomaの1例. 胃と腸 41;983–989, 2006
[7] 小林広幸, 渕上忠彦, 堺勇二, 他. 消化管炎症性類線維ポリープ（IFP）の診断と治療. 胃と腸 39;640–646, 2004
[8] 内山正, 杉原一正, 友利優一, 他. 当科で過去20年間に経験したpyogenic granulomaの臨床統計的観察. 日口外誌 34;603–608, 1988
[9] 細野知宏, 川村武, 村上慶四郎, 他. 下行結腸化膿性肉芽腫の1手術症例. 日消外誌 44;1039–1046, 2011

主题病例

假性脂肪瘤病（pseudolipomatosis）

清水 诚治[1]　　高岛 英隆　　真谛 武[2]　　小木曾 圣[1]
池田 京平　　福田 亘　　上岛 浩一　　横沟 千寻
富冈 秀夫　　石田 英和[3]

[1] 大阪鉄道病院消化器内科
〒545-0053 大阪市阿倍野区松崎町1丁目2-22
E-mail : shimizus@oregano.ocn.ne.jp
[2] 大阪鉄道病院病理診断科
[3] 奈良県総合医療センター病理診断科

关键词　pseudolipomatosis　肠道气肿病　大肠　内镜　活检组织

疾病的概念

　　假性脂肪瘤病（pseudolipomatosis）是大肠黏膜固有层内形成小空泡的疾病，1985年由Snover[1]等首次做了报道。定义为肠道气肿病的一型。因其HE染色与脂肪瘤类似而得名。组织学上可见黏膜固有层内直径为 20~200μm 的空泡，类似于脂肪细胞或扩张的淋巴管，但是未见脂肪滴或淋巴管内皮（**图1**）[1, 2]。

　　肠道囊性气肿病（pneumatosis cystoides intestinalis, PCI）是肠道气肿病的代表性疾病类型，主要是以黏膜下层或浆膜下层为主形成大小不等的含气囊泡，也有的合并假性脂肪瘤病。但是，如果是 pseudolipomatosis 独立发生的情况，认为气体是从黏膜面侵入的，与PCI的气体侵入途径不同的可能性大。在日本几乎没有报道，认为是罕见疾病，但如果对其特点有所了解的话，就可以提高发现率。

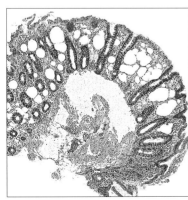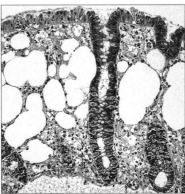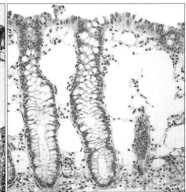

a | b | c　**图1** 大肠假性脂肪瘤的活检组织图像（同**图5**是同一个病例）
a,b HE 染色图像。
c D2-40 染色图像。

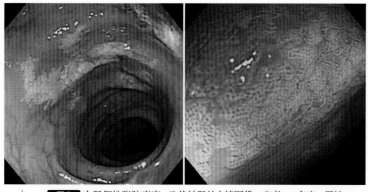

a | b 　**图2** 大肠假性脂肪瘤病，乙状结肠的内镜图像，患者 50 多岁，男性

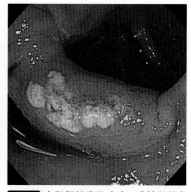

图3 大肠假性脂肪瘤病，升结肠的内镜图像，患者 60 多岁，男性

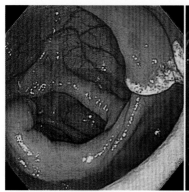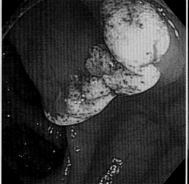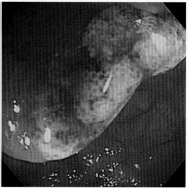

a | b | c 　**图4** 大肠假性脂肪瘤病，盲肠~升结肠的内镜图像（升结肠），患者 50 多岁，男性

有报道显示本病的发现率为大肠镜检查病例的 0.02%~0.30%，发病年龄在 27~85 岁，50 多岁男性多见[1, 2]。基本上没有症状，可能是便潜血阳性的病因。病变部位因报道各异，但有报道分析好发于右半结肠[4]。

笔者自身经历的病例 7 例（男性 6 例、女性 1 例）中，年龄在 49~82 岁（平均 60.1 岁），发现契机是血便和大便异常各 1 例，但都不认为是由病变引发的症状。基础疾病包括大肠癌术后 2 例、大肠憩室 1 例、胃癌 1 例、糖尿病 1 例、无基础病 2 例。病变部位包括盲肠 2 例，升结肠、乙状结肠各 1 例，盲肠~升结肠 2 例，1 例为盲肠和升结肠的非连续性病变。

疾病的特点和鉴别诊断

依据特征性内镜所见进行诊断。表现为局限性平滑黏膜隆起，聚集、融合的不规则（**图2**、**图3**）或者纵向走行（**图4**、**图5**）的病变，大小为数毫米至数厘米不等。因为颜色上为白色，因此其外观又称为雪白征（snow white sign）[5]或者霜征（frost sign）[6]。白色黏膜内部多见正常的麻点（pit）样形态，此外，因黏膜内出血表现为发红（**图6**）、黏液附着（**图6**、**图7**），上皮下透见气泡（**图7**）等。

关于本病的发生机制，有因肠镜检查送气使气体从黏膜裂隙侵入黏膜内的 barotrauma（气压伤）假说[2, 3]和因内镜检查残留消毒药物的化学物质假说，定义为肠镜相关的医源性疾病。

有报道显示用过氧化氢水洗肠而发生的伴有黏膜内气体的大肠病变[7]，1988 年 Jonas 等[8]报道了 21 例因使用过氧化氢水通道的内镜发生的假膜性大肠炎。Bilotta 等[5]也报道了使用过氧化氢水通道的内镜，伴随送气短时间内发生黏膜白变的 7 例病例。

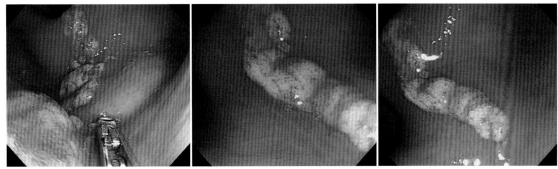

a | b | c   **图5** 大肠假性脂肪瘤，盲肠~升结肠的内镜图像（升结肠），患者 50 多岁，男性

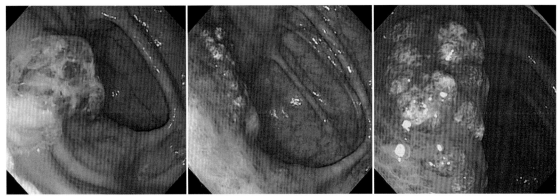

a | b | c   **图6** 大肠假性脂肪瘤，盲肠，升结肠的内镜图像，患者 80 多岁，女性
a 盲肠，洗净前。
b,c 盲肠，洗净后。

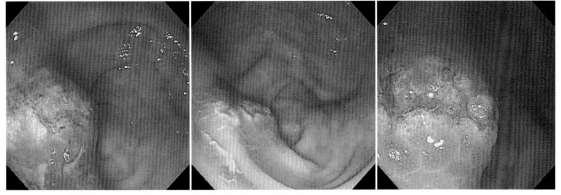

a | b | c   **图7** 大肠假性脂肪瘤，盲肠的内镜图像，60 多岁，男性
a 盲肠，洗净前。
b,c 盲肠，洗净后。

也有因作为消毒药物的过氧乙酸接触水产生过氧化氢，因洗净机的误操作、调整不良导致内镜通道内残留醋酸而发病的报道 [4、6]。

本病的发现包括进镜时和退镜时两方面。有直视下观察病变发生的报道 [4]，尤其是因消毒药物引发的病变需要必要的时间，因此认为多在退镜时发现病变。但是，Brevet 等 [9] 在进镜时发现病变的时候较多，因此认为与消毒药物关联的可能性低。

自身经历的病例来看也很难认为与镜子上残留消毒药物有关。乙状结肠部位发现病变的病例，考虑为内镜插入困难，退镜时发现，符合 barotrauma 假说是可以理解的。但是，发现时覆盖厚黏液的病例，则不认为是插入时送气而急性形成的，故很难全部解释为医源性。

作为鉴别诊断，活检组织学上与脂肪瘤很难鉴别，但内镜所见完全不同。内镜下可见白色黏膜的疾病有淋巴管扩张病，黄色瘤和软化斑。

治疗方案

本病没必要进行特别的治疗，多数可短时间内消失[3]。

参考文献

[1] Snover DC, Sandstad J, Hutton S. Mucosal pseudolipomatosis of the colon. Am J Clin Pathol 84:575–580, 1985

[2] Ben Rejeb A, Khedhiri F. Mucosal pseudolipomatosis of the colon: apropos of a case with review of the literature. Arch Anat Cytol Pathol 37:254–257, 1989

[3] Waring JP, Manne RK, Wadas DD, et al. Mucosal pseudolipomatosis: an air pressure–related colonoscopy complication. Gastrointest Endosc 35:93–94, 1989

[4] Cammarota G, Cesaro P, Cazzato A, et al. Hydrogen peroxide–related colitis(previously known as "pseudolipomatosis"): a series of cases occurring in an epidemic pattern. Endoscopy 39:916–919, 2007

[5] Bilotta JJ, Waye JD. Hydrogen peroxide enteritis: the "snow white" sign. Gastrointest Endosc 35:428–430, 1989

[6] Lapeyre B. The "frost sign" and the "snow white sign": intramucosal air injection or peroxide colitis? Endoscopy 37:679, 2005

[7] Meyer BM, Brand M, du Luca VA, et al. Hydrogen peroxide colitis: a report of three patient. J Clin Gastroenterol 3:31–35, 1981

[8] Jonas G, Mahoney A, Murray J, et al. Chemical colitis due to endoscope cleansing solutions: a mimic of pseudomembranous colitis. Gastroenterology 95:1403–1408, 1988

[9] Brevet M, Chatelain D, Bartoli E, et al. Colonic pseudolipomatosis: clinical, endoscopical and pathological features in nine cases. Gastroenterol Clin Biol 30:9–13, 2006

主题病例

肛门尖锐湿疣

上田 涉[1]　　大川 清孝　　焦光 裕　　小野 洋嗣
宫野 正人　　大庭 宏子　　山口 誓子　　青木 哲哉
仓井 修　　小野寺 正征[2]

[1] 大阪市立十三市民病院消化器内科
〒532-0034大阪市淀川区野中北2丁目12-27
E-mail：wataru.masahiro.ueda@gmail.com
[2] 市立川西病院病理诊断科

关键词　　**肛门尖锐湿疣**　HPV(human papilloma virus)　NBI

疾病的概念

尖锐湿疣主要是因HPV 6或者HPV 11基因型感染而发生的病毒性疣赘性疾病。病毒从微小损伤部位侵入皮肤、黏膜，表现为肛周、阴茎、外阴部散在或密集的乳头状疣赘。也有发生在肛门部或膀胱，同性恋患者多有肛门病变。每年大概有4000人患病，年龄高峰是女性20多岁、男性30多岁。2005年峰值降低，现在持平了[1]。潜伏期为3周~8个月（平均2.8个月）[1, 2]，实际发病率为25%。尖锐湿疣的发病风险包括：①活跃性活动；②免疫抑制状态（糖尿病，口服激素等药物，妊娠）；③ HIV感染等[3]。尤其是HIV感染占53%[4]，在发现尖锐湿疣时，有必要考虑HIV感染的诊疗。缺少一般症状，就诊时的主诉主要有肛门部触到肿瘤（75%）、瘙痒（45%）、出血（44%）、疼痛（40%）、分泌物（8%）等[5]。

疾病的特点和鉴别诊断

[**病例**]

患者：80多岁，男性。

主诉：肛门部不适。

现病史：肛门部不适持续3个多月来院就诊。

此外，未见肛周皮肤病变。

大肠镜检查发现肛管至直肠下端白色的隆起性病变（**图1a**）。隆起顶部呈略圆乳头状（**图1b**），基底部呈绒毛状（**图1c**）。NBI放大观察，顶部血管略模糊，主要为点状血管（**图2a**），基底部可见被拉伸的发夹状或线圈状血管（**图2b**）。

活检组织学示扁平上皮呈乳头状增殖（**图3a**），从表皮棘层到角质层可见伴有核浓缩和细胞质空泡化的中空细胞（**图3b**），诊断为尖锐湿疣。像本病例一样，肛周无病变，病灶越过齿状线向直肠内发育的病例比较罕见。

尖锐湿疣的内镜所见是呈白色，部分发红，大小由数毫米至3cm。大体分型包括乳头状隆起43%、平坦隆起48%、息肉样隆起约9%（包含重复的）等，表面结构表现为微细颗粒状、绒毛状和鸡冠状[4, 6-18]。醋酸喷洒病灶白色变，卢格氏液染色黄色变[4]。NBI放大观察血管结构特点，报道有发夹状、线圈状，分布不均的上皮内乳头状毛细血管襻（intra-epithelial papillary capillary loop, IPCL）[4, 19]。本病例呈乳头状隆起，基底部表面结构为绒毛状，血管也呈现典型的发夹状、线圈状。另一方面，顶部为圆形粗大乳头状，血管因角化而不清晰。这种表面结构的不同，考虑可能是因排便

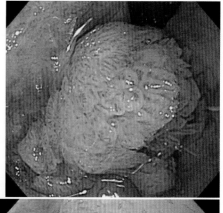
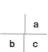

图1 普通内镜图像
a 直肠翻转观察，可见肛管至直肠下部 20mm 大的乳头状隆起。
b 在病变的顶部，有圆形的粗大乳头状结构，血管结构不明显。
c 在病变的基底部，呈绒毛状，可见被拉伸的血管。

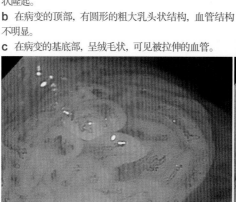
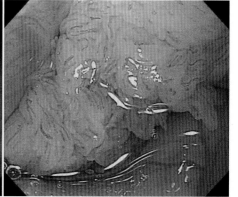

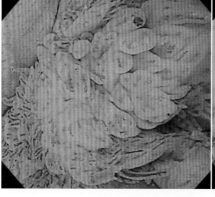
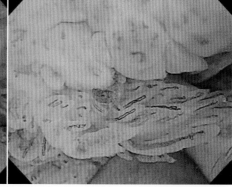

图2 NBI 放大图像
顶部因角化呈白色，血管结构不明显（a），基底部可见发夹状、线圈状血管结构（b）。

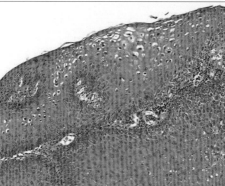
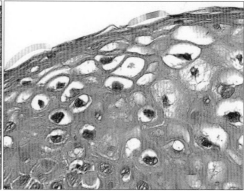

图3 活检组织图像
扁平上皮呈乳头状增殖（a），在表皮下，存在核浓缩和细胞质空泡化的中空细胞（b）。

时粪便摩擦, 加之脱落或者角化等作用形成。组织学上是伴过度角化、舌状表皮肥厚, 上皮细胞乳头状增殖等特点的良性疾病, 多数可见中空细胞 (koilocytosis)。但是癌发生相关的HPV（16型或者18型等）的持续感染易引起上皮异型或上皮内癌, 需要特别留意。鉴别疾病包括肛门息肉、肛管扁平上皮癌、肛管上皮内瘤变 (anal intraepithelial neoplasia, AIN) 等。肛门息肉表面平滑, 血管呈轻度拉伸、蛇行分布, 但没有发夹状或线圈状血管结构, 据此可进行鉴别[4]。扁平上皮癌同食管癌类似, 可见伴扩张、蛇行、直径不等、形状不均一的IPCL相似的血管结构, 尖锐湿疣的IPCL样血管结构相对比较规整, 以此进行鉴别[7]。另外, AIN根据AJCC（美国癌症联合委员会）的评价, 分低级别和包含上皮内癌在内的高级别2个阶段, 低级别AIN多包含尖锐湿疣。包含尖锐湿疣的低级别AIN与高级别AIN, 通过大体形态和血管结构很难鉴别[6, 19], p16或Ki-67的免疫组织化学染色对两者的鉴别有价值[9]。

治疗方案

治疗上, 在日本有外科切除、冷冻疗法、电烧、CO_2激光蒸凝法等[6]。药物疗法包括5-氟尿嘧啶软膏、博来霉素软膏等外用[6]。

近年来也有个别报道针对局限于直肠肛管的病变行内镜治疗〔EMR (endoscopic mucosal resection)、ESD (endoscopic submucosal dissection)〕, 但有3个月后复发的病例报道, 因此要严格随访。

参考文献

[1] 日本性感染症学会. 性感染症診療・治療ガイドライン2016. 日性感染症会誌 27:138-145, 2016

[2] 三石剛. 尖圭コンジローマの診断, 治療と予防. 安元慎一郎, 今福信一〔編〕. STI性感染症アトラス, 改訂第2版. 学研メディカル秀潤社, pp 108-115, 2016

[3] 志鎌あゆみ, 佐藤豊実. 尖圭コンジローマ. 臨と研 93:1205-1208, 2016

[4] 金井美絵, 徳永徹二, 宮地隆史, 他. 下部消化管内視鏡検査で指摘された肛門管尖圭コンジローマの3症例. Gastroenterol Endosc 53:2025-2030, 2011

[5] 豊永敬之, 松島誠, 香取玲美, 他. 肛門部尖圭コンジローマの外科切除後の再発の危険因子. 日本大腸肛門病会誌 59:259-264, 2006

[6] 山崎健路, 岩田仁, 九嶋亮治, 他. 内視鏡的黏膜下層剝離術を施行した高異型度肛門上皮内腫瘍および肛門部尖圭コンジローマ併存例の1例. 胃と腸 51:1487-1495, 2016

[7] 栗田裕介, 日暮琢磨, 小宮靖彦, 他. 直腸肛門管内尖形コンジローマに画像強調観察/ESDを施行した1例. Prog Dig Endosc 88:160-161, 2016

[8] 日原大輔, 佐藤浩一郎, 富永健司, 他. 肛門管尖圭コンジローマに対し内視鏡的黏膜下層剝離術を施行した1例. Prog Dig Endosc 87:190-191, 2015

[9] 高橋雅恵, 堀口慎一郎, 山澤翔他, 他. 肛門部尖圭コンジローマおよび高異型度肛門上皮内腫瘍の並存例―ヒトパピローマウイルスDNAの局在解析を含め. 診断病理 32:136-140, 2015

[10] 入口陽介, 小田丈二, 水谷勝, 他. 尖圭コンジローマ. 臨消内科 28:1533-1536, 2013

[11] 宮崎道彦, 田中玲子. PHOTO QUIZ HIV感染症治療中に便潜血陽性を指摘, 内視鏡下に病変を発見された. HIV感染症とAIDSの治療 4:55-57, 2013

[12] 鈴木惠次郎, 鈴木敬, 藤田直孝, 他. 直腸肛門管内に発生した尖圭コンジローマに対し内視鏡的黏膜下層剝離術を施行した1例. Gastroenterol Endosc 55:281-286, 2013

[13] 榊原祐子, 由雄敏之, 池田昌弘. 肛門部に認めたカリフラワー状の隆起. 消内視鏡 24:913-914, 2012

[14] 小山真一郎, 入口陽介, 小田丈二, 他. 肛門部病変に対するNBI拡大内視鏡診断の有用性. Pro Dig Endosc 78:67-69, 2011

[15] 大川清孝, 佐野弘治, 末包剛久, 他. HIV感染症患者の下部消化管病変. 胃と腸 46:254-263, 2011

[16] 大野康寛, 入口陽介, 山村彰彦, 他. 肛門管尖圭コンジローマの1例. 胃と腸 45:1699-1706, 2010

[17] 松井謙明, 浜田修二, 田邊雄一, 他. 高齢女性に認めた, 特異な形態を呈した尖圭コンジローマの一例. 診断と治療 96:179-181, 2008

[18] 大田恭弘, 渕上忠彦, 堺勇二, 他. 直腸内に発育し扁平上皮癌を合併した尖圭コンジローマの1例. 胃と腸 38:1315-1320, 2003

[19] 藤原崇, 小泉浩一, 堀口慎一郎. HIV患者のHPV感染による肛門管病変34例の検討. Gastroenterol Endosc 56〔Suppl 2〕:2862, 2014

蓝色橡皮疱痣综合征
（blue rubber bleb nevus syndrome）

佐野村 洋次[1]　　　田中 信治　　　冈 志郎[2]

茶山 一彰

[1] 広島大学病院内視鏡診療科
　〒734-8551広島市南区霞1丁目2-3
　E-mail：y-sanomura@hiroshima-u.ac.jp
[2] 同　消化器·代謝内科

关键词　BRBNS　血管瘤　聚乙二醇单十二醚（硬化剂）

疾病的概念

蓝色橡皮疱痣综合征（blue rubber bleb nevus syndrome, BRBNS）是以皮肤或消化道为主的全身脏器合并血管瘤的综合征[1]。是发生率为14 000人中1人发病的罕见疾病，男女比例1:2，女性多见[2]。BRBNS多为全身多发皮肤血管瘤，约半数幼儿期发病。随着年龄的增长，血管瘤数量和大小逐渐增大，呈现覆盖薄层表皮的蓝色乳头样改变。大部分为散发，但也有报道认为是9号染色体短链异常的常染色体显性遗传[3]。组织病理学上为海绵状或者毛细血管性血管瘤，但近年来也有报道显示呈多样的血管形态异常的静脉畸形（venous malformation）[4]。消化道血管瘤常出现出血，因黑色~暗红色便或者贫血诊断为BRBNS时，应行全消化道检查。

疾病的特点和鉴别诊断

如前所述，BRBNS多因全身的皮肤血管瘤为契机而作出诊断。88.4%的病例合并有消化道血管瘤[5]，因贫血而进行内镜检查时，必须进行包括小肠在内的全消化道检查。

关于病变部位，大肠58.3%、胃44.8%、小肠41.7%、口腔28.1%、舌26.0%、食道22.9%，其中大肠属多发部位[6]。BRBNS的血管瘤因新发、多发和增大，出现各个阶段的血管瘤，因而呈现多样性。

关于消化道不同部位的血管瘤特点，食管多表现为数厘米大小的黏膜下肿瘤（submucosal tumor, SMT）样形态，胃多呈现大小、形态均一的SMT样扁平隆起。小肠、大肠呈多样化，小病变呈现蓝紫色单房性SMT样形态，而大病变呈现广基~亚蒂的凹凸不平的隆起[7, 8]。本文展示了食管、小肠、大肠及皮肤各部位的血管瘤内镜图像（**图1~图4**）。

因BRBNS呈现多发特征性皮肤血管瘤和消化道血管瘤的形态，因此诊断不难，但作为消化道多发血管性病变，需要了解存在Osler-Weber-Rendu综合征（遗传性出血性毛细血管扩张症）和动静脉畸形（arteriovenous malformation, AVM）等疾病。Osler-Weber-Rendu综合征是常染色体显性遗传病，表现为全消化道多发大小各样的结节状、蜘蛛样血管瘤，引起反复出血[9]。

AVM在病理学上可见纤维性、肌肉性扩张的动静脉吻合、移行图像，多发生于黏膜下层和固有肌层。内镜下为SMT样隆起，血管造影对确诊有价值[10]。

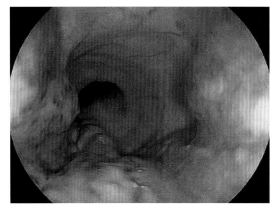

图1 食管病变

可见蓝紫色广范围的 SMT 样隆起。

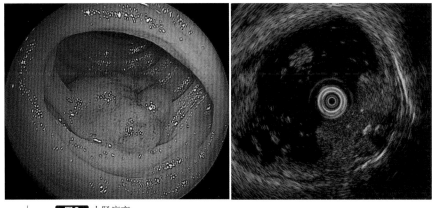

a | b　**图2** 小肠病变

可见广基性的凹凸隆起性病变（**a**）。超声内镜检查可见以第 2~3 层为主的低回声区域，部分伴有石灰化（**b**）。

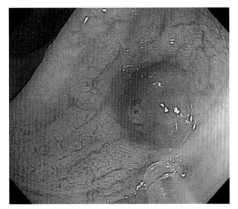

图3 大肠病变

可见蓝紫色单房性的 SMT 样隆起。

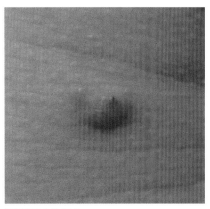

图4 皮肤病变

可见蓝紫色肿瘤。

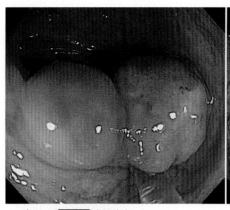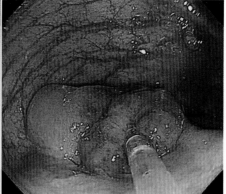

a | b **图5** 大肠病变
实施聚乙二醇单十二醚局部注射治疗。

治疗方案

　　针对 BRBNS 的消化道病变的治疗，截至目前主要行肠管切除，但近年来内镜治疗的报道也逐渐增多，息肉切除术（polypectomy）、内镜下黏膜切除术（endoscopic mucosal resection, EMR）、夹闭术和硬化剂局部注射疗法等逐步得到普及 [2, 7, 11, 12]。笔者所在科室报道了针对消化道血管性疾病，使用聚乙二醇单十二醚进行内镜下局部注射疗法取得了良好的治疗效果，针对 BRBNS 的消化道血管瘤也主要使用聚乙二醇单十二醚进行局部注射治疗 [12]（**图5**）。关于聚乙二醇单十二醚的止血机制，有报道表明局部注射后早期间质水肿压迫血管和小血管内的血栓形成，后期基于血管内膜炎形成血栓 [13]。关于止血效果，一次处理就可以显效，根据病变的大小也可行分次局部注射。另外，聚乙二醇单十二醚局部注射后没有发生穿孔的报道，因此认为安全性很高。对于小肠病变，在气囊内镜的引导下行止血处理时，行聚乙二醇单十二醚局部注射疗法不受钳子口径和镜子长度的限制，是非常有效的。

参考文献

[1] Bean WB. Vascular spiders and related lesions of the skin. Charles C Thomas Publisher, Springfield, Illinois, pp 178–185, 1958

[2] 遠藤豪一, 阿部幹, 竹重俊幸, 他. Blue rubber bleb nevus syndromeによる多発性小腸血管腫に対し術中内視鏡下硬化療法が有効であった1例. 日臨外会誌 70:761–765, 2009

[3] Gallione CJ, Pasky KA, Boon LM, et al. A gene for familial venous malformations maps chromosome 9p in a second large kindred. J Med Genet 32:197–199, 1995

[4] Fishman SJ, Smithers CJ, Folkman J, et al. Surgical eradication of gastrointestinal bleeding. Ann Surg 241:523–528, 2005

[5] 濱田康彦, 田中信治, 岡志郎, 他. Blue rubber bleb nevus syndromeの診断と治療. 臨消内科 25:593–598, 2010

[6] 武岡奉均, 高見康二, 大宮英泰, 他. 胸腺内血管腫を合併した青色ゴムまり様母斑症候群の1例. 日臨外会誌 76:2660–2664, 2015

[7] 浅田由樹, 宿輪三郎, 福田英一郎, 他. Blue rubber bleb nevus syndromeの1例. 胃と腸 41:125–131, 2006

[8] 鎌田智有, 田中信治, 春間賢, 他. Blue rubber bleb nevus syndromeの1例―本邦報告67例の文献的考察を含めて. 消内視鏡 8:995–1001, 1996

[9] 長浜孝. Osler-Weber-Rendu症候群. 八尾恒良(監),「胃と腸」編集委員会(編). 胃と腸アトラスI 上部消化管. 第2版. 医学書院, pp 173–174, 2014

[10] 斉藤裕輔, 小澤賢一郎. 動静脈奇形. 八尾恒良(監),「胃と腸」編集委員会(編). 胃と腸アトラスI 上部消化管. 第2版. 医学書院, pp 576–577, 2014

[11] 三上栄, 松本善秀, 山田聡, 他. Blue rubber bleb nevus syndromeの小腸血管腫に対しクリッピングが有効であった1例. Gastroenterol Endosc 53:275–282, 2011

[12] 岡志郎, 田中信治. 止血術3 AS局注法. 胃と腸 40:688–690, 2005

[13] 岡野均, 西田博, 今村政之, 他. 上部消化管出血に対する内視鏡的エトキシスクレロール局注法の基礎的検討および臨床的応用について. Gastroenterol Endosc 28:1233–1236, 1986

早期胃癌研究会病例

呈现IIc型形态的局限性直肠淀粉样变性1例

高桥 幸志[1]　　青木 秀俊　　矢野 充保　　芳川 敬功

森 敬子　　　　松本 早代　　大塚 加奈子　林 真也

面家 敏宏　　　北添 健一　　铃木 康博　　柴田 启志

佐竹 宣法[2]　　工藤 英治

早期胃癌研究会症例（2016年3月度）

[1] 德岛县立中央病院消化器内科
〒770-8539 德岛市藏本町1丁目10-3
E-mail：kojimanaa@tph.gr.jp

[2] 同　病理诊断科

摘要●患者为70多岁男性，因内镜检查发现直肠异常而介绍到笔者所在科室。内镜下可见直乙交界部有半环周的淡红色境界清楚的圆形凹陷性病变，NBI放大观察见凹陷部为被正常黏膜岛或腺管围绕的血管，EUS显示第1~3层表现为大致均一的高回声。病变部位活检发现淀粉样蛋白沉积，而在直肠凹陷部位以外的消化道未发现，行心脏、甲状腺超声检查及骨髓穿刺也未见异常。免疫组织化学染色示amyloid A (−)，transthyretin (−)，β_2-microglobulin (−)，免疫球蛋白的κ链、λ链不能判定，诊断为局限性直肠淀粉样变性（可疑AL型），未进行治疗而进行观察。同该病例一样，只发生在直肠凹陷内的淀粉沉积是非常罕见的，因而作为个案做此报道。

关键词　淀粉样变性　大肠　局限性　凹陷性病变

前言

淀粉样变性是包含纤维结构的淀粉蛋白沉积于细胞外，引起各脏器的功能障碍的一种难治性疾病[1]，根据沉积脏器的范围大体上分全身性和局限性。另外，认为局限性消化道淀粉样变性几乎都是AL (amyloid of light chain，轻链淀粉样蛋白) 型。此次笔者经历了只在直肠凹陷病变部位有淀粉蛋白沉积的非常罕见的局限性直肠淀粉样变性1例，结合文献检索做此报道。

病例

患者：70多岁，男性。

主诉：腹泻。

既往史：高血压病，2型糖尿病，无慢性炎症性疾病。

家族史：无特殊。

现病史：以每日1~3次轻度腹泻就诊附近医院，行下消化道内镜检查时发现直肠异常，因此介绍到笔者所在科室行进一步检查。

初诊时症状：无特殊异常症状。

尿、血液检查所见（表1）尿及血液检查未见明显异常。尿本周蛋白 (−)、血清M蛋白 (−)、免疫球蛋白游离L链κ/λ比及血清淀粉样蛋白 (serum amyloid A，SAA) 等也在正常范围内。

下消化道内镜所见　直乙交界部可见半环周的淡红色境界清楚的有光泽的凹陷性病变（图1a）。随着送气病变接近平坦化（图1b），注水观察可见

表1 检查所见

尿定性			Hb	15.3g/dL		ALP	273U/L
颜色	黄色		RBC	$513×10^4/\mu L$		LDH	165U/L
浑浊	(−)		Hb	15.3g/dL		γ-GTP	39U/L
比重	1.018		Hct	45.0%		ChE	477U/L
pH	5.5		MCV	87.7fL		P-Amy	33U/L
蛋白	(+/−)		MCH	29.8pg		BUN	11.9mg/dL
糖	(−)		MCHC	34.0g/dL		Cre	0.89mg/dL
酮体	(−)		PLT	$23.3×10^4/\mu L$		Na	142.8mEq/L
潜血	(−)		蛋白类型			K	4.49mEq/L
尿胆素原	(+/−)		A/G 比	1.57		Cl	104.3mEq/L
胆红素	(−)		Alb	61.2%		Fe	105μg/dL
亚硝酸盐	(−)		α_1-球蛋白	2.6%		UIBC	232μg/dL
白细胞	(−)		α_2-球蛋白	8.4%		铁蛋白	151.1ng/mL
尿沉渣			β-球蛋白	10.5%		Glu	93mg/dL
红细胞	0.3/HPF		γ-球蛋白	17.3%		HbA1c	6.1%
白细胞	0.6/HPF		血清 M 蛋白	(−)		TG	170mg/dL
上皮细胞	0.6/HPF		免疫球蛋白 游离 L 链 κ/λ 比	0.680		T-chol	156mg/dL
管型	0.78/HPF					TP	7.0g/dL
尿本周蛋白	(−)		血液生化			Alb	4.0g/dL
末梢血			T-Bil	0.7mg/dL		CEA	1.6ng/mL
WBC	6200/μL		AST	18U/L		SAA	3.7μg/mL
RBC	$513×10^4/\mu L$		ALT	15U/L			

病变的凹陷边界更加清楚了（**图1c**）。靛胭脂喷洒可见病变的界线比较清楚，但未见癌样吞食像（**图1d**）。

NBI 内镜观察可见凹陷底部表现为褐色区域（brownish area）（**图2a**），保留正常黏膜的岛状结构（**图2b**），放大观察可见围绕残留腺管的规则血管或现有血管呈树枝状拉伸（**图2c**）。

超声内镜（endoscopic ultrasonography, EUS）检查，相对于非病变部位的保留了 5 层结构（**图3a**），病变部位保留第 4 层结构，第 1~3 层结构消失，与肌肉层相比呈现高回声（**图3b**）。

组织病理学所见 从凹陷性病变部位取活检，从黏膜固有层到黏膜下层可见嗜酸性无结构物质沉积（**图4a，b**），刚果红染色呈现橙红色（**图4c**），偏光镜下呈现绿色（**图4d**）。高锰酸钾处理后的刚果红染色仍残留绿色偏光（**图4e，f**）。未见局限在血管壁的淀粉蛋白沉积。

免疫组织化学染色 淀粉样蛋白（amyloid A，AA）阴性（**图5a**），抗 κ 链抗体（**图5b**）、抗 λ 链抗体（**图5c**）染色未见明显浓度和范围的差别。顶部行免疫组织化学染色显示 TTR（transthyretin）、β_2-MG（β_2-microglobulin）阴性。

该病例凹陷部位以外的直肠及结肠、回肠和十二指肠的活检未见淀粉蛋白沉积，甲状腺、心脏超声检查也未提示淀粉样变性。骨髓穿刺未见异常，血清 M 蛋白阴性，尿本周蛋白阴性，免疫球蛋白游离 L 链 κ/λ 比也正常，此外 SAA 也正常。结合这些所见判断全身性淀粉样变性可能性小，

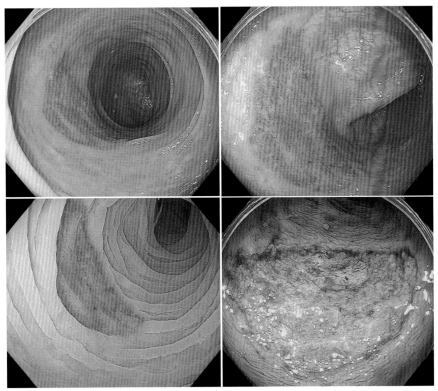

a	b
c	d

图1 下消化道内镜图像

a 直乙交界部可见不到半周的边界较清晰的发红凹陷性病变。

b 向病变部位送气，变平坦化。

c 注水观察，凹陷性病变更加清晰。

d 靛胭脂喷洒可见病变的界线比较清楚，但未见癌样吞噬像。

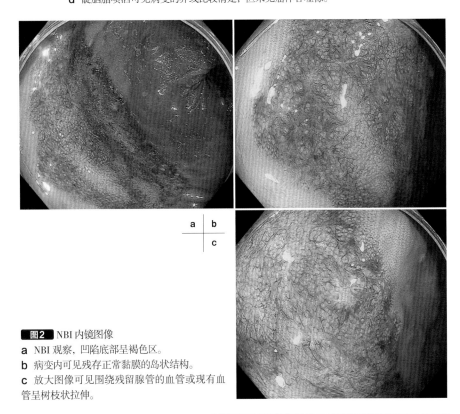

a	b
c	

图2 NBI内镜图像

a NBI观察，凹陷底部呈褐色区。

b 病变内可见残存正常黏膜的岛状结构。

c 放大图像可见围绕残留腺管的血管或现有血管呈树枝状拉伸。

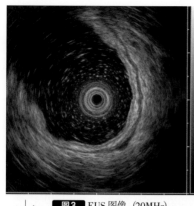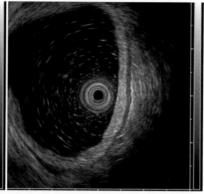

图3 EUS 图像（20MHz）
a 非病变部位保留了 5 层结构。
b 在病变部位，第 1~3 层结构消失，可见与肌肉层相比高回声改变。

诊断为局限性直肠淀粉样变性，未进行治疗，每 6 个月 1 次内镜复查。至今已经观察了 3 年，有时凹陷病变内出现血泡样改变或者因轻度刺激边缘出血，但病变的形态和大小等未见明显改变（**图6**）。

讨论

淀粉样变性是包含纤维结构的淀粉样蛋白沉积于细胞外，引起各脏器的功能障碍的一种难治性疾病[1]，根据沉积脏器的范围大体上分全身性和局限性。全身性血液中肯定存在淀粉样前驱蛋白，但局限性因前驱蛋白在局部产生而血液中并不出现[2]。其诊断需要进行全身检查，必须确认其他脏器没有淀粉样蛋白沉积[3]。局限性淀粉样变性的好发部位是脑、皮肤、呼吸器官、尿路和消化道[4, 5]，消化道中易受侵的部位包括胃、十二指肠、乙状结肠和直肠[6]。

沉积于消化道的淀粉样蛋白多为 AA 型或 AL 型[7]，来自 TTR、β_2-MG 的淀粉也不少见[3]。AA 型因主要沉积于黏膜固有层，内镜观察呈现微细颗粒状黏膜，AL 型因主要沉积于黏膜肌层深部，以皱襞肥厚或黏膜下肿瘤（submucosal tumor, SMT）样隆起[8, 9]多见，呈现多样化改变。内镜检查报道的 AL 型淀粉样变性大肠病变多以 SMT 样隆起、

黏膜下血肿和溃疡为主要所见，也有伴随红斑或易出血等特点[6]。该病例有时内镜检查可见病变内部分呈血泡样改变（**图7a，b**），另外也多见因镜子接触或冲洗等刺激导致边缘部出血的情况（**图7c**），这也是本病的特征性所见。在日本以往关于局限性大肠淀粉样变性也有形态上表现为溃疡、糜烂和 SMT[10] 的病例报道，但没有像该病例这样只在凹陷病变部位见到淀粉样蛋白沉积的病例。

该病例表现为环绕直肠小半周的孤立性凹陷性改变，需要鉴别诊断的疾病包括以 MALT 淋巴瘤为首的淋巴增殖性疾病。大肠 MALT 淋巴瘤的好发部位是直肠，多为隆起型[11]，发生在小肠的滤泡性淋巴瘤也多有白色颗粒状改变，与之相对，弥漫性大细胞型 B 细胞性淋巴瘤等好发于回盲部和直肠，形态上多为溃疡型[12]。

淋巴瘤在 EUS 观察下通常第 2~3 层为低回声区域，而该病例呈现高回声区域，对鉴别诊断有意义。

关于全身性淀粉样变性的治疗，AL 型淀粉样变性需要针对产生分泌淀粉蛋白的免疫球蛋白轻链的浆细胞异常病进行治疗，也有的按照骨髓瘤的方案联用自体末梢血干细胞移植或大量苯丙氨酸氮芥静脉注射等方法。

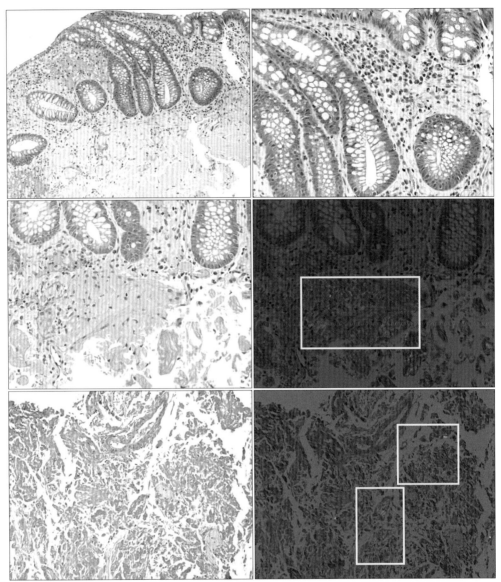

a	b
c	d
e	f

图4 凹陷性病变部位的活检组织病理学图像

a,b HE 染色图像。从黏膜固有层深层至黏膜下层可见淡嗜酸性无结构物质的沉积（**a**）。黏膜固有层可见淋巴细胞浸润，浆细胞浸润明显（**b**）。

c,d 刚果红染色图像。黏膜固有层~黏膜下层可见橙红色淀粉蛋白沉积，偏光下可见绿色偏光（**d** 的黄框内）。

e,f 高锰酸钾处理后的刚果红染色图像。橙红色染色未消失，偏光下可见绿色偏光（**f** 的黄框内）。但是，根据 2017 年原发性轻链型淀粉样变诊疗指南，不推荐高锰酸钾处理。

　　AA 型淀粉样变性原则上是先控制先发的风湿性关节病或者结核等原发病的炎症，主要以对症治疗为主 [2]。

　　另一方面，有报道显示局限性淀粉样变性通常预后较好 [13, 14]，不需要进行化疗。该病例已经随访了 3 年，其大小及形态未见明显改变。

　　虽然有必要进行提取并鉴定作为淀粉样变性病因的淀粉样蛋白，但实际临床操作上一般是不可

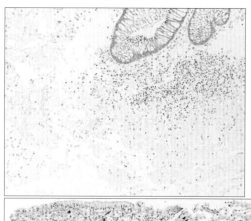
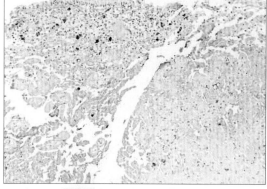
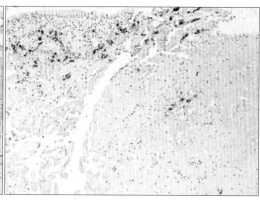

<table>
<tr><td>a</td></tr>
<tr><td>b</td><td>c</td></tr>
</table>

图5 免疫组织化学染色图像

a 淀粉样蛋白 A 的免疫组织化学染色阴性。

b,c 抗 κ 链抗体（**b**），抗 λ 链抗体（**c**）的免疫组织化学染色，未见明显染色浓度或范围的差异。

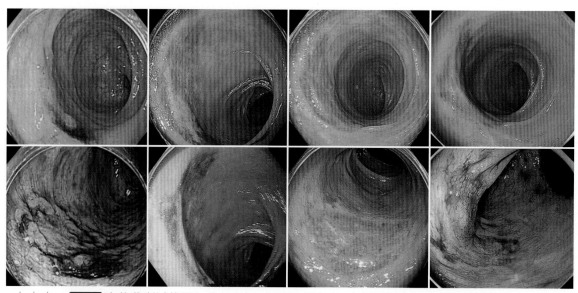

a	b	c	d
e	f	g	h

图6 随时间推移的内镜所见。从 201X 年 4 月开始观察了 3 年，病变的形态及大小等未见明显改变

a,e 201X 年 4 月。

b,f 201（X+1）年 1 月。

c,g 201（X+1）年 7 月。

d,h 201（X+3）年 4 月。

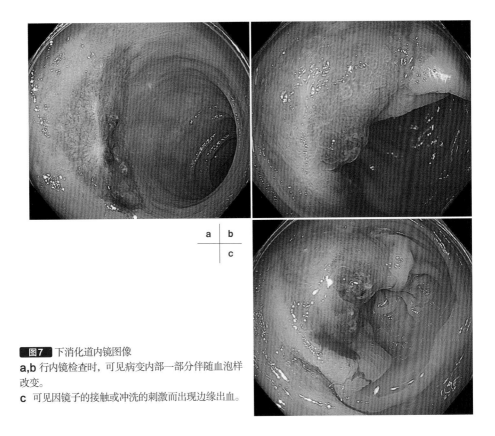

图7 下消化道内镜图像

a,b 行内镜检查时，可见病变内部一部分伴随血泡样改变。

c 可见因镜子的接触或冲洗的刺激而出现边缘出血。

能实现的。通常利用免疫组织化学方法进行淀粉样蛋白的鉴定，但该病例 AA、TTR、β_2-MG 均为阴性，作为 AL 型病因的免疫球蛋白轻链 κ 链、λ 链也无法判定。利用诊断 AL 型必要的抗免疫球蛋白轻链抗体进行免疫组织化学染色，其前驱体的轻链可变区也呈高度多样性，另外可能有 10%～15% 的病例只有恒定区。加之利用市售的抗体也有染色不清晰或者判定困难的情况[15]，因此希望能够借助于专门机构进行检测[14]。考虑到这种局限性淀粉样变性多为 AL 型[3]，该病例也有一定的概率是

临床评论 齐藤 裕辅 市立旭川医院消化病中心

　　该病例是极其罕见的局限于直肠的凹陷型淀粉样变性。正如本文中讨论的一样，早期胃癌研究会也认为本病与淋巴增殖性疾病的鉴别是个问题，本病例用白光观察，可见 SMT 样改变，另外 NBI 放大观察可见凹陷部位内有微细血管，未见淋巴瘤特有的上皮表层毛细血管网减少或者不规则的粗大血管，因此认为淋巴增殖性疾病的可能性小，由此做出内镜诊断。

　　此外，也如笔者的讨论所述，EUS 检查未见淋巴增殖性疾病典型的黏膜固有层至黏膜下层的低回声增厚，相反呈现高回声增厚，据此也做出该病例不是凹陷型恶性淋巴瘤的诊断。但是，仅仅通过排除法来鉴别淀粉样变性，很难进行确诊。虽然罕见，但也希望大家将类似本病例这样的图像特点印记到脑海里。

AL 型，基于以上理由，认为该病例诊断为 AL 型淀粉样变性的可能性高。

总结

经历了Ⅱc 型形态的局限性直肠淀粉样变性 1 例。像该病例这样仅在凹陷部见到淀粉样蛋白沉积的情况，尚无相关报道，因此认为极其罕见。

致谢

本文的完成，向接受本病例组织病理学诊断相关咨询的滨松医科大学三浦克敏教授表示感谢。

参考文献

[1] 荒木淑郎，平井俊策. アミロイドーシスの分類. 日内会誌 82: 1410-1414, 1993

[2] 加藤修明，池田修一. 全身性アミロイドーシスの分類・病態と治療. 胃と腸 49:278-285, 2014

[3] 新井冨生，松田陽子，津山直子，他. 消化管アミロイドーシスの病理診断. 胃と腸 49:287-299, 2014

[4] Paccalin M, Hachulla E, Cazalet C, et al. Localized amyloidosis : a survey of 35 French cases. Amyloid 12:239-245, 2005

[5] Biewend ML, Menke DM, Calamia KT. The spectrum of localized amyloidosis : a case series of 20 patients and review of the literature. Amyloid 13:135-142, 2006

[6] 大川清孝，上田渉，向川智英，他. 消化管アミロイドーシスの臨床像：画像診断を中心に—大腸病変の特徴. 胃と腸 49:321-334, 2014

[7] 平田一郎. 消化管アミロイドーシス—肉眼病変の概要. 胃と腸 49:273-276, 2014

[8] 飯田三雄. 消化管アミロイドーシス. 小俣政男，千葉勉（監），白鳥康史，下川瀬徹，木下芳一，他（編）. 専門医のための消化器病学. 医学書院, 2005

[9] 多田修治，飯田三雄，青柳邦彦，他. 消化管アミロイドーシス. 胃と腸 32:489-496, 1997

[10] 左雨元樹，佐原力三郎，飯原久仁子. 直腸に腫瘤を形成した原発性アミロイドーシスの1例. 日臨外会誌 74:1928-1932, 2013

[11] 弓削亮，北台靖彦，斧山美恵子，他. 腸管MALTリンパ腫の診断と治療. 消化視鏡 27:797-803, 2015

[12] 赤松泰次，下平和久，野沢祐一，他. 消化管原発悪性リンパ腫の内視鏡所見の特徴. 消化視鏡 27:754-760, 2015

[13] Kyle RA, Gertz MA, Lacy MQ, et al. Localized AL amyloidosis of the colon : an unrecognized entity. Amyloid 10:36-41, 2003

[14] 安東由喜雄（監），植田光晴（編）. 最新アミロイドーシスのすべて —診療ガイドライン2017とQ & A. 医歯薬出版, 2017.

[15] 星井嘉信. 非腫瘍性・全身性疾患への応用—アミロイドーシス. 病理と臨 32(臨増):368-373, 2014

Summary

Localized Amyloidosis of the Rectum Presenting as a Depressed Lesion, Report of a Case

Koji Takahashi[1], Hidetoshi Aoki, Mitsuyasu Yano, Hiroyoshi Yoshikawa, Keiko Mori, Sayo Matsumoto, Kanako Otsuka, Shinya Hayashi, Toshihiro Omoya, Kenichi Kitazoe, Yasuhiro Suzuki, Hiroshi Shibata, Nobuo Satake[2], Eiji Kudo

A man in his 70s with rectal abnormalities detected on colonoscopy was referred to our hospital. A relatively well-defined, red-colored, round-shaped, depressed lesion was recognized in the rectum ; insular mucosa and blood vessels surrounding the colonic glands were observed to be normal using magnifying narrow-band imaging, and the first three layers exhibited an almost uniform high-echoic lesion on endoscopic ultrasonography. Biopsy of the lesion confirmed amyloidosis, with no amyloid deposits in the gastrointestinal tract

---

病理评论	新井 冨生　东京健康长寿医疗中心病理诊断科

局限性淀粉样变性是在某一个器官或者脏器的局部出现淀粉样蛋白沉积的疾病，其诊断需要进行全身检查，以确认其他脏器无淀粉样蛋白沉积。消化道局限性淀粉样变性以AL型多见，但最近也有以野生型甲状腺素转铁蛋白（transthyretin, TTR）为前驱物质的病例报道。本病例沉积的淀粉样蛋白显示TTR, β_2-microglobulin（β_2-MG）, amyloid A（AA）均为阴性，免疫球蛋白轻链（κ 链、λ 链）也无法判定，因此无法确诊。依据其表现高度怀疑AL型淀粉样变性。局限性淀粉样变性多形成结节或淀粉样瘤。

消化道淀粉样变性有溃疡型、隆起型和硬癌样病变，罕见像本病例这样的Ⅱc 型病变。认为其病因是存在于局部的浆细胞产生免疫球蛋白轻链，轻链对浆细胞具有毒性，故不出现在淀粉样蛋白周围，因此称为自杀性肿瘤（suicidal neoplasm）。根据针对局限性AL型淀粉样变性的研究，沉积部位按发生顺序常为膀胱、喉头、扁桃体、皮肤和肺，发生在消化道的比较罕见。此外，进展至全身性淀粉样变性的也仅有1%，因其预后良好，因此不需要进行化疗。

other than those in the depressed lesion in the rectum. Cardiac and thyroid ultrasounds revealed no findings suggestive of amyloidosis, and there were no abnormal findings in the bone marrow analysis. Detection of amyloid A (–) by immunostaining, transthyretin (–), β_2-microglobulin (–), and an indeterminable level of κ or λ immunoglobulin light chain led to the diagnosis of localized amyloidosis in the rectum. The patient is being followed up with no intervention.

Here we report a very rare case of amyloid deposits found only in a depressed lesion in the rectum.

[1] Department of Gastroenterology, Tokushima Prefectural Central Hospital, Tokushima, Japan
[2] Department of Pathology, Tokushima Prefectural Central Hospital, Tokushima, Japan

早期胃癌研究会病例

无症状性达比加群引起的食管黏膜损害 1 例

柴垣 广太郎[1] 谷口 英明 后藤 大辅

小林 计太[2] 木下 芳一[3]

早期胃癌研究会症例（2015年4月度）

[1] 鳥取市立病院消化器内科
　〒680−8501 鳥取市の場1丁目1
　E-mail : shibagaki@zb.wakwak.com
[2] 同　病理診断科・臨床検査科
[3] 島根大学医学部消化器肝臓内科学

摘要●患者为70多岁男性，因房颤服用达比加群进行治疗。3天后行内镜检查见食管上部呈栅栏状的白色不规则黏膜增厚。10天后病变扩展至食管中上段全周，活检可见食道扁平上皮凝固性坏死。将达比加群更换为华法林，4周后病变消失，诊断为达比加群引起的食管炎。患者整个病程无临床症状。达比加群是具有直接抑制凝血酶作用的新一代口服抗凝药物。近年来，有关于口服达比加群后出现伴有胸痛、烧灼感的食管黏膜损害的报道，但该病例临床上无症状且内镜所见与以往报道的病例不同。提示可能为服用达比加群后引发一部分无症状的食管黏膜损害。

关键词　药物性食管炎　达比加群　无症状性　华法林　dyspepsia (消化不良)

病例

患者：70多岁，男性。

现病史：在高血压治疗中发生亚急性轻度脑梗死来院就诊，发现房颤，开始使用达比加群进行治疗（110mg/次，1日2次）。3天后行内镜下胃癌筛查，发现食管上部白色表面不规则的栅栏状黏膜增厚（**图1**）[1]。虽然没有症状，但考虑影响胃酸反流，开始给予艾美拉唑20mg/d治疗。1周后介绍到笔者所在科室就诊，来院时无症状，生理学及血液学检查都未见明显异常（**表1**）。

内镜所见　上消化道内镜检查（esophagogastro-duodenoscopy, EGD）可见从颈部食管开始呈全周性黏膜白色增厚（**图2a, b**）[1]。

黏膜表面粗糙，弹性明显降低，排气后黏膜表层屈曲呈纸样硬度（**图2c**）。距门齿22~28cm处形成白色栅栏状增厚区，病灶间可见正常黏膜（**图2d**），食管下段黏膜未见异常（**图2e**）。NBI放大观察白色黏膜增厚部位，为颗粒状结构，未见血管（**图2f**）。

活检组织病理学所见　取病变部位组织活检，上皮的中层至表层可见凝固性坏死，上皮层内可见单核细胞和嗜中性粒细胞混合存在的炎细胞轻度浸润（**图3**）[1]。

病程　怀疑是达比加群引起的食管黏膜损害，换用华法林。4周后EGD检查病变完全消失，食管覆盖正常黏膜，未见瘢痕形成（**图4**）[1]。该患者整个病程无症状。

讨论

达比加群具有直接抑制凝血酶的作用，是不需要监测的新型口服抗凝药物。停药后药效迅速消

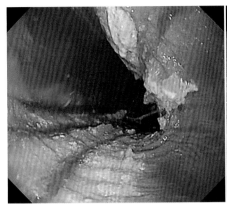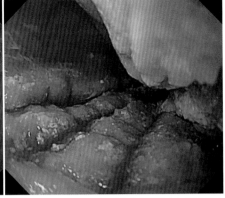

a | b　**图1**　口服达比加群 3 天后的内镜图像。食管上段可见表面不规则黏膜增厚的白色栅栏状改变。

表1　初诊时（达比加群内服 10 天后）的血液生化学检查

血常规		生化学	
WBC	5 400/μL	TP	6.2g/dL
RBC	$421×10^4/μL$	Alb	3.6g/dL
Hb	13.9g/dL	AST	21IU/L
Ht	41.0%	ALT	21IU/L
Plt	$18.2×10^4/μL$	LDH	152IU/L
Seg	68.8%	Alp	197IU/L
Lymph	24.1%	γ–GTP	33IU/L
Mono	6.8%	T–Bil	0.4mg/dL
Eosino	0.2%	BUN	22.8mg/dL
Baso	0.1%	Crea	1.08mg/dL
		Na	139mEq/L
		K	4.2mEq/L
		Cl	106mEq/L
		BS	95mg/dL
		CRP	0.07mg/dL

失，对饮食和合并用药的影响也很少，近年来在临床上应用广泛。

但是，与传统的抗凝药华法林相比，消化道出血风险高[2-4]。另外，由达比加群引起的食管黏膜损害，在"MEDLINE"和"医学中央杂志"上检索共有 8 例报道[5-9]。都是服用达比加群后出现胸痛或烧灼感，呈现食管黏膜剥离及溃疡形成，从开始服药到出现症状的时间不同（**表2**）。既往报道的内镜检查是沿食管长轴方向的较厚的黏膜剥离，剥离部无发红或水肿，几乎无出血。溃疡处黏膜附着白苔作为诊断依据，缺少普通溃疡常见的伴炎症、水肿的深部黏膜缺损。所有病例经停药或用药指导后治愈且无瘢痕形成[5-9]。

根据上述，达比加群引起的食管黏膜损害主要是黏膜表层的凝固性坏死。达比加群是胶囊制剂，胶囊内含有用达比加群包衣的酒石酸球。酒石酸在达比加群周围形成酸性环境，促进药物的吸收（**图5**）。因达比加群胶囊的尺寸为 18~19mm，容易停留在食管内，胶囊内游离出的酒石酸直接损伤食管黏膜[5]。

该病例整个病程中无症状，食管表现为广范的凝固性坏死，不伴有明确的溃疡或黏膜剥离，与既往的报道不同。但是，病变的肛门侧可见沿长轴方向的黏膜增厚，与既往报道的黏膜剥离方向一致[5-9]。

在对比用于预防非瓣膜性房颤患者栓塞的达比加群和华法林的效果和安全性的 RE-LY（randomized evaluation of long-term anticoagulant therapy，长期抗凝治疗的随机评价）试验中，服用达比加群的患者中有 16.9% 出现消化不良样症状[4]。

服用达比加群的部分患者中，即便没有明显症状也可能出现像该病例这样的食管黏膜损害。原因

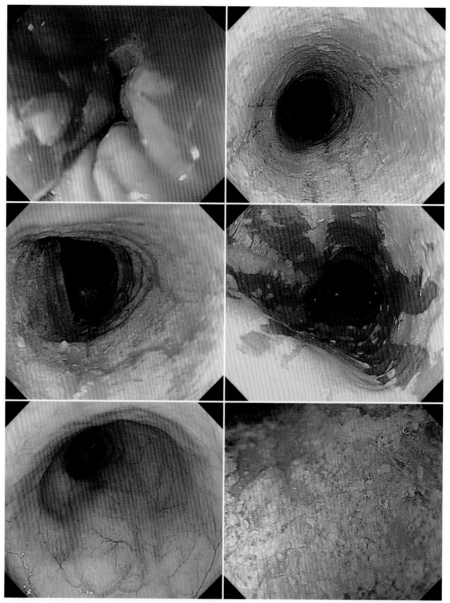

a	b
c	d
e	f

图2 口服达比加群 10 天后的内镜图像

在上~中段食管，黏膜异常向全周扩展（**a, b**），排气后呈纸样硬度屈曲（paper-like appearance）（**c**），食管中段的肛门侧病灶表现为栅栏状黏膜异常（**d**），食管下段未见黏膜异常（**e**）。病变部位的 NBI 放大观察，可见食管黏膜有不规则的细微颗粒状改变（**f**）。

认为是服药时饮水量少和服药后立即卧位导致胶囊滞留在食管内所致，因此有必要进行用药指导，服药时饮水要在 100mL 以上，服药后维持 90s 以上的坐位姿势[10]。

本病例与在《Gastrointestinal Endoscopy》上发表的病例（Shibagaki K, et al. Dabigatran-induced asymptomatic esophageal mucosal injury. Gastrointest Endosc 83:472-473, 2016）是同一个病例，但为了列举既往报道，探讨该病例的内镜所见，征得了杂志社编委会的转载许可。

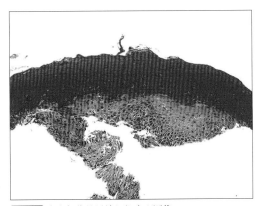

图3 病变部位的活检组织病理图像
上皮的中层至表层可见凝固性坏死，上皮层内可见单核细胞和嗜中性粒细胞混合存在的炎细胞轻度浸润。

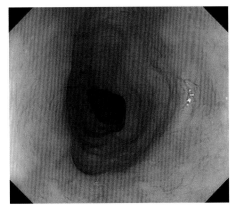

图4 达比加群停药4周后的内镜图像
病变完全消失，食管覆盖正常黏膜，未见瘢痕形成。

表2 达比加群诱发的食管黏膜损害的病例报道

病例	年份	报道者	年龄(岁)	性别	症状	发病	部位	内镜图像
1	2012	Okada 等[5]	79	M	胸痛	3日	中~下	溃疡、黏膜剥离
2	2014	Ootani 等[6]	70	M	胸痛	14日	中	溃疡、膜样物
3	2014	Ootani 等[6]	73	M	胸痛	5日	中~下	黏膜剥离、膜样物
4	2013	葛西等[7]	75	M	梗阻感	5日	中	溃疡、膜样物
5	2013	葛西等[7]	68	F	胸部烧灼感	77日	中~下	溃疡、膜样物
6	2014	Zimmer 等[8]	90	F	胸痛	6个月	下	黏膜剥离
7	2014	泉川等[9]	67	M	胸部烧灼感	30日	上~下	溃疡、黏膜剥离
8	2014	泉川等[9]	81	F	胸痛	数日	中~下	溃疡、黏膜剥离
9	2015	笔者自验例	74	M	无症状	3日	上~中	白色黏膜肥厚

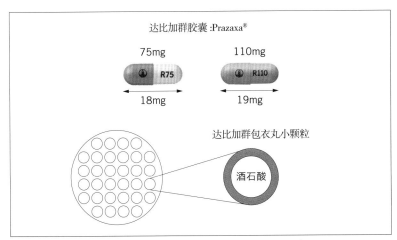

图5 达比加群胶囊的构造，胶囊内含有用达比加群包衣的酒石酸球

参考文献

[1] Shibagaki K, Taniguchi H, Goto D, et al. Dabigatran-induced asymptomatic esophageal mucosal injury. Gastrointest Endosc 83: 472–473, 2016

[2] Ezekowitz MD, Connolly S, Parekh A, et al. Rationale and design of RE-LY：randomized evaluation of long-term anticoagulant therapy, warfarin, compared with dabigatran. Am Heart J 157: 805–810, 2009

[3] Holster IL, Valkhoff VE, Kuipers EJ, et al. New oral anticoagulants increase risk for gastrointestinal bleeding：a systematic review and meta-analysis. Gastroenterology 145:105–112, 2013

[4] Bytzer P, Connolly SJ, Yang S, et al. Analysis of upper gastrointestinal adverse events among patients given dabigatran in the RE-LY trial. Clin Gastroenterol Hepatol 11:246–252, 2013

Okada M, Okada K. Exfoliative esophagitis and esophageal ulcer induced by dabigatran. Endoscopy 44：E23–24, 2012

[5] Ootani A, Hayashi Y, Miyagi Y. Dabigatran-induced esophagitis. Clin Gastroenterol Hepatol 12：e55–e56, 2014

[6] 葛西恭一, 石田恵梨, 小林由佳, 他. ダビガトランによる薬剤性食道潰瘍の2例. Gastroenterol Endosc 55:257–261, 2013

[7] Zimmer V, Casper M, Lammert F. Extensive dabigatran-induced exfoliative esophagitis harboring squamous cell carcinoma. Endoscopy 46：E273–274, 2014

[8] 泉川孝一, 稲葉知己, 水川翔, 他. 服薬指導が有用であったダビガトランによる薬剤性食道潰瘍の2例. 日消誌 111:1096–104, 2014

[9] Hey H, Jorgensen F, Sorensen K, et al. Oesophageal transit of six commonly used tablets and capsules. Br Med J(Clin Res Ed) 285:1717–1719, 1982

临床评论　　平泽 大 （仙台厚生医院消化器内科）

达比加群是在2011年开始销售的, 但第二年开始就有各种因其引起的消化道症状或者食管黏膜损害的报道。Toya等[1]报道了服用达比加群的患者中20.9%有内镜下改变, 64.8%有临床症状。"纵向剥离上皮型 (longitudinally sloughing epithelial casts)" 是典型的内镜所见报道, 与该病例类似。这之前也有溃疡形成的分散性报道, 认为依据黏膜损害的程度不同, 症状的程度和发病率也不同。

对于因新药引起的食管损害的内镜所见, 有必要进一步积累更多的病例进行分析。因在日常的临床内镜检查工作中有可能遇到, 因此记住这种特征性的内镜所见是很重要的。

参考文献

[1] Toya Y, Nakamura S, Tomita K, et al. Dabigatran-induced esophagitis：the prevalence and endoscopic characteristics. J Gastroenterol Hepatol 31:610–614, 2016

病理评论　　根本 哲生 （东邦大学医疗中心病理诊断科）

该病例认为是达比加群诱发食管黏膜损害较早期的组织病理学像, 因此非常珍贵。活检示白色病变部位从上皮中层至表层的细胞呈嗜酸性改变。肉眼望去像 "角化" 的形态, 但细胞未见扁平化或者脱核, 而呈现嗜酸性, 细胞间可见细胞间桥。棘细胞层形态基本完好, 呈嗜酸性改变, 病理学上统称为 "凝固性坏死"。未见达比加群颗粒, 与表皮化生不同。坏死部分也可见到细胞间桥, 也就是某种程度上保存了细胞之间的结合性,

这种形态改变可能与经常报道的黏膜剥离相关联。

该病例的坏死只局限在上皮表层, 如果只有坏死部位发生剥离的话, 就可以说明达比加群引起的食管溃疡较浅, 多数可以不形成瘢痕就治愈。因对其上皮剥离的机制感兴趣, 对该病例的组织标本进行了关注部位的水平断层操作, 但很难进行评论。所以如果可能的话, 即便是活检取材, 也要尽量用心将标本贴敷于滤纸、橡胶板等载体上, 确定方向后再进行包埋, 进行垂直方向薄切。

Summary

Dabigatran-induced Asymptomatic Esophageal Mucosal Injury, Report of a Case

Kotaro Shibagaki[1], Hideaki Taniguchi,
Daisuke Goto, Keita Kobayashi[2],
Yoshikazu Kinoshita[3]

A 75-year-old Japanese male was prescribed dabigatran capsules for atrial fibrillation. Three days after administration, endoscopy revealed a whitish and irregularly-surfaced mucosal thickening longitudinally situated in the upper esophagus. Ten days after dabigatran administration, the lesion had circumferentially spread over the upper and middle esophagus, and biopsy revealed an esophageal mucosal coagulation necrosis. Dabigatran capsules were considered a possible cause, and treatment was changed to warfarin. Four weeks later, the lesion completely disappeared. The patient experienced no subjective symptoms throughout the clinical course.

Dabigatran, a novel oral anticoagulant, directly inhibits thrombin. Recently, several studies have reported dabigatran-induced esophageal mucosal injury with chest pain or heart burn. This case showed a remarkably different endoscopic finding from previous reports and no subjective symptoms, suggesting that other individuals treated with dabigatran capsules may have asymptomatic esophageal mucosal injury.

[1] Department of Gastroenterology, Tottori Municipal Hospital, Tottori, Japan

[2] Department of Pathology, Tottori Municipal Hospital, Tottori, Japan

[3] Department of Gastroenterology, Faculty of Medicine, Shimane University, Izumo, Japan

2016 年 9 月的例会

清水 诚治[1]　　中岛 宽隆[2]

[1] 大阪鉄道病院消化器内科
[2] 早期胃癌検診協会附属茅場町クリニック

2016 年早期胃癌研究会于 9 月 21 日（周三）在笹川纪念会馆 2F 国际会议厅召开。主持人是清水（大阪铁路医院消化内科）和中岛（早期检诊协会附属茅场町门诊），病理由九岛〔滋贺医科大学医学部临床检查医学讲座（附属医院病理诊断科）〕主持。另外，会议期间同时进行了第 22 回白壁奖和第 41 回村上纪念"胃与肠"奖的颁奖仪式。

[第 1 例] 患者：30 多岁，女性，阑尾腺瘤引起的阑尾套叠症（病例提供：大阪医科大学第 2 内科 川上 研）。

在行胆石症术前的大肠镜检查时发现的病例。首先灌肠 X 线造影时发现病变。读片由三上（神户市立医疗中心西市民医院消化内科）和入口（东京都癌检诊中心消化内科）主持。三上读片时介绍了在盲肠阑尾开口部附近发现有蒂肿瘤，头部呈结节状，直径约 2cm，蒂部表面为正常黏膜，可见环状皱褶，考虑为上皮性肿瘤或炎症性肿瘤。

入口（人名）指出病变部位及粗大蒂提示可能出现阑尾套叠，头部凹凸不平伴有糜烂，首先考虑为炎症，但也不能排除肿瘤。齐藤（市立旭川医院消化病中心）也提到阑尾翻转的疾病，可能是上皮性肿瘤或者肠管子宫内膜异位症。接下来展示了内镜图像（图1a）。三上介绍了有蒂发红的多结节分叶状病变，混合有Ⅲ L 型、Ⅳ型、Ⅱ型的 pit 形态（pit pattern），考虑炎症，可能是腺瘤。入口（人名）认为因没有糜烂可能为肿瘤性，齐藤认为是由锯齿状病变形成的癌化。山野（秋田红十字医院消化病中心）也认为是伴随炎症性改变的过度增生的腺管，同时也有肿瘤性区域，可能是锯齿状病变。

病例提供单位诊断为因阑尾腺瘤或早期胃癌导

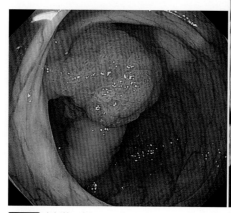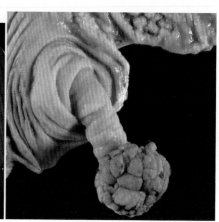

a | b

图1 病例第 1 例

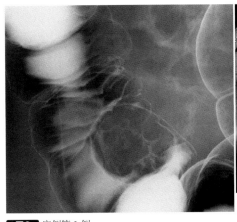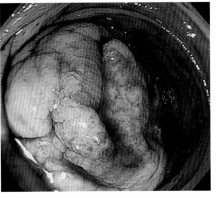

图2 病例第2例

a b

致的套叠,实施了手术。CT 显示蒂中间有较粗的动脉。

病理由江头(大阪医科大学病理学教室)进行解说,是前端为阑尾腺瘤的完全型阑尾肠套叠。有蒂肿瘤位于阑尾开口部,起始部可见皱褶(**图1b**)。从浆膜侧观察,可见结肠系膜和阑尾系膜交错的中间卷有脂肪组织。蒂表面淋巴滤泡丰富的阑尾黏膜处,可见包含内部浆膜下层、阑尾系膜脂肪组织的肠套叠。呈结节状,头部发红,黏膜内管状腺管增殖,主要为低度异型的管状腺瘤,部分可见高度异型的腺瘤。可见间质水肿、血管扩张、缺血。菅井(岩手医科大学医学部病理诊断学教研室)评论认为由于肠套叠,pit 形态诊断困难。

[第2例] 患者:60多岁,男性。IgG4 相关疾病(病例提供:九州大学大学院医学研究院病态功能内科学 贯 阳一郎)。

主诉为全身倦怠感、喘憋,行 CT 检查示两肺多发结节、肺门、纵隔、胃周围淋巴结肿大,行肠镜检查发现病灶。山崎(岐阜县综合医疗中心消化内科)读片,X 线造影和肠镜图像相继提示了病变。小肠 X 线造影在回肠末端近回盲瓣旁仅显示平缓的伸展不良表现。回盲瓣部位可见直径约 3cm 的肿瘤,X 线造影显示隆起表面呈多结节状、较平滑区域和钡斑区混合存在,压迫变形不明显,考虑为较硬的肿瘤(**图2a**),边缘部可见大小不等的表面光滑的颗粒,可见 I 型 pit 形态(**图2b**)。无上皮性肿瘤所见,主要发生在黏膜下的病变,考虑为滤泡性淋巴瘤等的淋巴增殖性疾病。野村(札幌大道内镜门诊)认为隆起中心部有肉芽增生的可能,做出了同样的诊断。藏原(松山红十字医院胃肠中心)提出了需要与

炎症性肌纤维母细胞瘤(inflamma-ory myofibroblastic tumor, IMT)进行鉴别,但野村表示 IMT 的诊断很难成立。

吉田(京都府立医科大学附属医院消化内科)又补充了与低分化腺癌的鉴别。

主持病理解说的樋田(九州大学大学院医学研究院形态功能病理学)说明最终的诊断是 IgG4 相关性疾病,但以恶性淋巴瘤为术前诊断而实施了手术。术前活检示黏膜全层小到中型的淋巴细胞增生。切除标本的回盲瓣上有黏膜下肿瘤样隆起,中心部黏膜脱落,边缘部覆盖正常黏膜。病变分布从黏膜至浆膜下层,在回肠末端仅在浆膜下层可见。组织学上可见伴有胚胎中心扩大的滤泡和滤泡间的炎细胞浸润,间质胶原纤维增生。滤泡间的炎细胞浸润混合有 CD79a 阳性 B 细胞和 CD3 阳性 T 细胞,有胚胎中心扩大的 CD10 阳性、bcl-2 阴性的淋巴滤泡过度增生的类型,否认了恶性淋巴瘤。IgG、IgG4 的免疫组织化学染色示 IgG4 阳性细胞为 1 个视野10 个以上,IgG4/IgG 比在 50% 以上,与 IgG4 相关性疾病不矛盾。海崎(福井县立医院病理诊断科)也认为诊断 IgG4 相关硬化性疾病没有问题,并补充了在胶原纤维增生这点上来看可作为与淋巴瘤的鉴别要点。中村(岩手医科大学内科学教研室消化器内科消化道领域)认为在紧张饱满感和硬度的感觉上来看,以及回盲瓣缓和存在的特点来看与淋巴瘤不同。最后病例提供者描述了术后未经治疗而大肠以外病变缩小的经过,但赤松(长野县立须坂医院内镜中心)提出了是否可以考虑使用激素治疗。

[第3例] 患者:60多岁,男性。早期食管癌(病例提供:小樽救济会医院消化病中心 安保 文惠)。

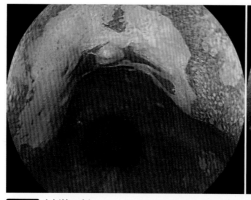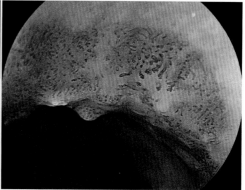

a | b

图3 病例第 3 例

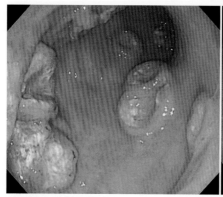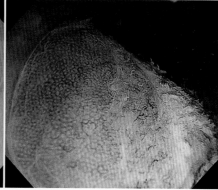

a | b

图4 病例第 4 例

无特别主诉，以定期上消化道内镜检查为契机发现的病变。读片由小田（东京都癌检诊中心消化内科）主持。

食管 X 线造影，病变位于胸部食管中段，可见伴有颗粒状黏膜改变的约 1.5cm 的钡剂阴影斑，侧面图像未见显著变性，诊断为 0-Ⅱc 型的食管表浅癌。内镜图像见病变由发红的浅凹陷和中央小结节状黏膜隆起构成，认为病变最深部位是中央隆起部（**图3a,** 碘染色像）。进一步用蓝光像（blue light imaging, BLI）放大内镜观察，隆起表面为保留有上皮内乳头状毛细血管襻（intraepithelial papillary capillary loop, IPCL）环的 B1 血管，以此为依据，诊断病变侵及深度达黏膜固有层（LPM）（**图3b**）。随后，平译（仙台厚生医院消化内科）指出针对相同隆起部位，IPCL 的环延长，提示食管扁平上皮增厚的可能。小山（佐久综合医院佐久医疗中心内镜内科）发言，根据内镜诊断，癌的大体形态，通过送气让食管黏膜充分伸展，利用白光图像进行诊断，同时碘染色像可见"榻榻米网眼样"中断改变，提示黏膜下层形成的癌块，对黏膜下癌（SM）浸润

的诊断有意义，希望对这方面有更多了解。藤田（PCL 札幌病理、细胞诊断中心）对 ESD 切除标本的病理进行了描述。

病理诊断为中分化型扁平上皮癌，0-Ⅱc 型，2.0mm×1.5mm，病变中心的隆起部为 pT1a-LPM 的癌浸润。大仓（PCL 日本病理、细胞诊断中心）补充说明了向黏膜固有层（LPM）浸润的黏膜隆起表层，可见乳头状增生性癌。最后对同部位病变的 BLI 放大内镜的血管所见和病理所见进行了对比。

［**第 4 例**］患者：80 多岁，男性。胃恶性淋巴瘤（病例提供：第一东和会医院消化内科 时冈聪）

主诉为黑便和贫血。患者 6 年前因大肠癌行右半结肠切除术，为行消化道出血的进一步检查来院。读片由上堂（大阪府立成人病中心消化内科）主持。胃 X 线造影检查充盈像提示胃体部伸展不良，仰卧二重造影像可见胃体部位范围较广的多发伴溃疡形成的凹凸不平隆起，依据这些所见诊断为恶性淋巴瘤（malignant lymphoma）。赤松（长野县立须坂医院内镜中心）补充说明 X 线造影像可见隆起表

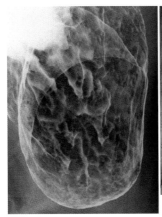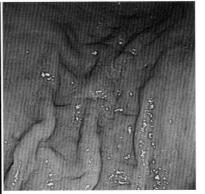

a | b

图5 病例第 5 例

现平滑，与癌的肿瘤改变相比保留了胃壁的伸展能力，支持恶性淋巴瘤的诊断。针对内镜白光图像所见，上堂指出其具有伴周边堤坝样的溃疡，范围广，同时各个溃疡间可见正常颜色的平滑黏膜，而且黏液分泌多等特点（**图 4a**）。

进一步 NBI 近焦像表现为在周围堤坝样隆起和溃疡边界为非萎缩性上皮和溃疡表面坏死物质相接，未见提示上皮性肿瘤的Ⅱc 所见，需要与恶性淋巴瘤和实体增殖的转移性癌进行鉴别（**图 4b**）。赤松指出溃疡边缘血管网扩大，可能恶性淋巴瘤成分向黏膜内增殖，可能是全身性恶性淋巴瘤的胃浸润。此外，竹内（长冈红十字医院消化内科）指出内镜白光像的溃疡周边耳样改变提示恶性淋巴瘤，吉永（国立癌研究中心中央医院内镜科）发言认为有既往大肠癌的转移可能。病例提供者补充报道了消化道以外也见到淋巴结肿大，治疗过程中因小肠穿孔而行紧急手术。之后，江头（大阪医科大学病理学教室）描述了内镜检查的胃活检和切除小肠的病理所见。从小肠手术标本和胃活检标本的病例所见来看诊断为弥漫性大 B 细胞性淋巴瘤（diffuse large B-cell lymphoma，DLBCL）。小肠手术标本可见中央部穿孔，肿瘤性淋巴细胞全层性增殖，最深达 T4a（SE）。进一步对小肠手术标本和胃活检标本的肿瘤性淋巴细胞进行了免疫组织化学染色，同样呈阳性。胃和小肠的病理所见相同，同时消化道以外也有淋巴性肿瘤存在，因此推测是向胃或小肠消化道浸润的全身性淋巴瘤。

[第 5 例] 患者：50 多岁，男性。4 型胃癌（病例提供：早期胃癌检诊协会 渡海 义隆）

无特殊主诉，因幽门螺杆菌除菌治疗后的随访观察而进行上消化道内镜检查时发现的病例。

读片由丸山（藤枝市立综合医院消化内科）主持。胃 X 线造影像可见胃体部大弯侧伴黏膜皱襞集中的表面凹陷病灶，诊断为 0-Ⅱc 型早期胃癌，凹陷处肛门侧可见黏膜皱襞肿大，认为该处癌症向黏膜下浸润进展（**图 5a**）。针对该病例，安保智典（小樽救济会医院消化病中心）提出大弯黏膜皱襞间有钡剂，另外小泽（佐藤医院消化内科）提出可见黏膜表现的横纹或者横轴方向的皱襞，这些表现提示了未分化型进展硬癌。丸山通过内镜所见，提出胃体部大弯侧黏膜皱襞走行异常，0-Ⅱc 型凹陷的肛门侧皱襞肿大及黏膜皱襞表面可见细小横纹，诊断为局部的硬性胃癌（**图 5b**），原发灶 0-Ⅱc 型凹陷表面的放大倍率低，很难做出组织型的判断。安保提出背景黏膜皱褶丰富提示无萎缩，癌的大体形态上呈凹陷型，因此诊断为未分化型硬性胃癌。入口（东京都癌检诊中心消化内科）补充说明，除菌后发现胃癌的表层，可见再生性（非肿瘤性）被覆上皮，以及 X 线造影和内镜像可见黏膜皱襞呈现直线化、粗大、皱襞间狭窄等，是对癌向黏膜下进展范围推测的有意义所见。

病理解说由河内（癌研有明医院病理部）主持。手术标本的病理诊断是低分化腺癌（por2），Type 4，66mm×42mm（原发灶：约 10mm），深度最深达 T3（SS）。最后病例提供者对临床像和组织学所见进行了对比，病理学上对癌的黏膜下进展范围在可见的尽量广范围内进行了描述，本病例诊断为所谓的皮革胃型胃癌。

编辑后记

小林 广幸　福冈山王医院消化内科

多年来，《胃与肠》是以脏器区分进行出版发行的，本主题是希望大家了解的罕见系列大肠病。如果您是本书的爱好者，应当能够从之前《大肠恶性肿瘤罕见病的组成》预测到，迟早会出版本主题（大肠良性疾病）的。以前发表了食管和胃系列的未区分良性·恶性的主题，但为什么不把大肠的良性和恶性分成 2 本出版呢？这正是如本主题的 3 篇论文（小林、清水、八尾论文）所记载得那样，大肠的良性疾病（尤其是非肿瘤性疾病）多种多样，加之罕见病也不少，这样安排是为了让大家更多地了解罕见病的缘故。

在主题论文中，从良性肿瘤、肿瘤样改变的图像诊断（小林论文），非肿瘤性疾病的图像诊断（清水论文）及良性疾病的病例诊断（八尾论文）的角度，分别对这些大肠良性肿瘤进行了解说。包括本书在内，如食管、胃的罕见病系列的主题也被问到，具备什么条件可以定义为"罕见"，一般认为是临床上碰到的概率低，但这种概率的准确性很难判断。所谓罕见的定义主要依靠各个作者的判断。另外，在大肠的良性疾病中，除了以幼年性息肉病为代表的错构瘤样肿瘤样疾病以外，也包括肠管子宫内膜异位症或者炎症性肌纤维母细胞瘤等的肿瘤、非肿瘤（炎症性疾病等）无法判断分类的疾病。本质上是良性肿瘤（样）疾病，以腺瘤为代表，多数疾病也有恶变的可能。在小林的论文中，关于罕见良性肿瘤（样）疾病，加上主观的（经验性的）判断的发生率，描述了即便是较普通的疾病，也存在非典型形态或者发生在非好发部位的情况，并针对包含与这些疾病相鉴别的图像诊断进行了解说。在清水的论文中，作者根据丰富的知识和经验对多种多样的非肿瘤性疾病进行了综合分类（仅 p23 **表 1** "大肠良性疾病的频度分类"就十分值得一看了），整体上进行了简洁的说明，同时提示了罕见疾病特征性改变的临床病理学所见。在八尾的病理论文中，从作者的经验出发，认为是罕见的疾病（1 年数例的程度）当中，提出了对活检诊断有价值的内容（可得出确诊或者疑诊的所见），并进行了解说。

后半部分，以主题病例为主，列举了希望从初级到中级的消化医生都了解的特征性图像所见，发生在特定部位的代表性疾病，详细记述了各个疾病的图像及组织病理学所见的特点［肿瘤性（样）疾病 colonic muco–submucosal elongated polyp（结肠黏膜 – 黏膜下拉长型息肉）（石原论文），pyogenic granuloma（化脓性肉芽肿）（大庭论文），神经系统肿瘤（神经束膜瘤 perineuroma）（村上论文），肛门尖锐湿疣（上田论文），非肿瘤性疾病的假性脂肪瘤病（pseudolipomatosis）（清水论文），以多发病变（息肉病等）为特征的 Cowden 病（米野论文），Cronkhite–Canada 综合征（平田论文），blue rubber bleb nevus syndrome（蓝色橡皮疱痣综合征）（佐野村论文）］。加上作为早期胃癌研究会的病例，结合了局限性淀粉样变性，也编写在本书中了。大家一定要阅读啊。

正如开头的序言（齐藤论文）所说的，当遇到诊断困难、不明确的大肠疾病时再读此书，如能够找到诊断的线索这将是我们的荣幸。

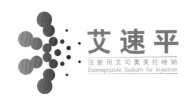
艾速平
注射用艾司奥美拉唑钠
Esomeprazole Sodium for Injection

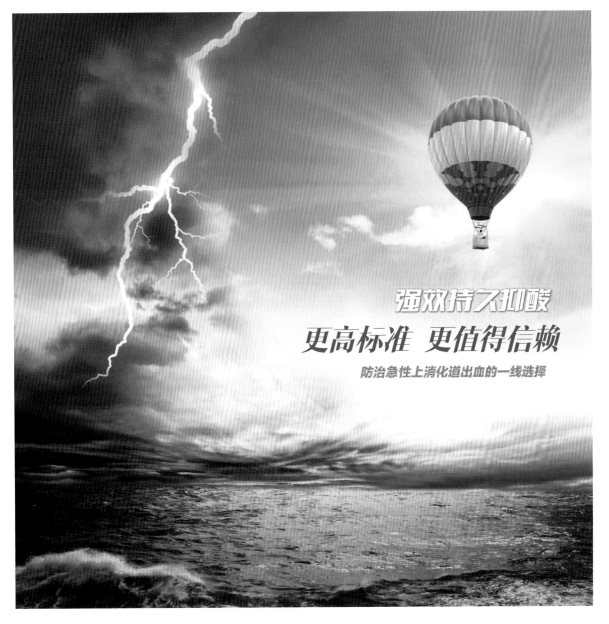

强效持久抑酸
更高标准　更值得信赖
防治急性上消化道出血的一线选择

艾速平简要处方资料

【成　　分】 本品主要成分为艾司奥美拉唑钠。辅料为依地酸二钠、氢氧化钠。

【规　　格】 1.20mg（按 $C_{17}H_{19}N_3O_3S$ 计）；2.40mg（按 $C_{17}H_{19}N_3O_3S$ 计）。

【适 应 证】 1.作为当口服疗法不适用时，胃食管反流病的替代疗法。

2.用于口服疗法不适用的急性胃或十二指肠溃疡出血的低危患者（胃镜下Forrest分级IIc-III）。

【用法用量】 1.对于不能口服用药的胃食管反流病患者，推荐每日1次静脉注射或静脉滴注本品20～40mg。反流性食管炎患者应使用40mg，每日1次；对于反流疾病的症状治疗应使用20mg，每日1次。本品通常应短期用药（不超过7天），一旦可能，就应转为口服治疗。

2.对于不能口服用药的Forrest分级IIc-III的急性胃或十二指肠溃疡出血患者，推荐静脉滴注本品40mg，每12小时1次，用药5天。

【包　　装】 中性硼硅玻璃管制注射剂瓶。1支/盒，10支/盒。

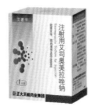

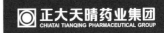
正大天晴药业集团
CHIATAI TIANQING PHARMACEUTICAL GROUP

@ HTTP://WWW.CTTQ.COM　健康咨询热线: 800 828 5598